新医療立国論

第三の矢、成長戦略の道筋は
医療・介護機器産業振興と男女格差の解消にある

帝京大学医学部名誉教授
大村昭人 編著

薬事日報社

はじめに

安倍政権が打ち出した3本の矢で金融政策、財政政策は成功したかに見えるが肝心の第三の矢、成長戦略は残念ながら今のところ有効な政策は見えてこない。消費税8％への増税によって起きた4～6月の景気の落ち込みからの本格的な回復は見えていない中で、本序文を執筆中の11月中旬に早くも平成27（2015）年10月からの消費税10％増税は難しいとの声が大きくなってきており、増税延期と衆議院解散総選挙も既に既定路線の如く報道されるようになってきている。このままでは日本の経済は停滞し続ける可能性が強く、国会審議をストップさせ、選挙に700億円もかける余裕があるのだろうかと疑問を感じざるを得ない。

一方では世界の経済成長が急速に鈍化してきており、経済成長を前提とした資本主義の時代は終焉に近づいていると言う悲観的な見方が広まってきている。米国ノースウエスタン大学のロバート・ゴードン教授は産業革命後の250年の経済成長は人類の歴史の中で例外的な事象であり、成熟した資本主義の下では需要が低下して低成長が当たり前の社会になると予測している。人類の経済活動を振り返れば成長率は０・２％程度が本来の姿で、18世紀から20世紀に至る間の高い経済成長率は第一次、第二次産業革命で、多くの技術革新が集中したことによるもので歴史的に見れば異例なことであるとする。この意見に賛成する経済学者も少なくなく、かつてクリントン政権時代の財務長官であったローレンス・サマーズ氏はsecular stagnation（長期停滞）という言葉で長期に渡る成長率の低下の可能性について触れており、現ＩＭＦのラガルド専務理事でさえ２０１４年10月のジョージタウン大学の講演で今後しばらく低成長時代が続くという見通しを述べている。実際、ＥＵ諸国のうちユーロ圏18カ国の成長率も２０１２年、２０１３年とマイナス成長で、２０１４年第２四半期の成長率も０・０％と発表されている（ＥＵ統計局、ユーロスタット）。日本の２０１４年、２０１５年成長率の見通しも１％以下である。中国の成長率も１９９０年代から２０１０年まで続いた10％を超える高い成長率時代は終わり、現在は７％前半、いずれは

4〜5%台になると予測されている。こうした状況を見るとゴードン教授の説が現実味を帯びてくる。

もし、こうした見方が本当ならば深刻な財政赤字を抱え、かつ社会保障制度のオーバーホールと増税というハードルを超えなければならない日本にとって非常に困難な未来に直面しなければならないことになる。

本書の著者7名はこうした経済成長鈍化論には必ずしも賛成ではなく、今後、人類にとって欠かせないもので需要がますます高まっていくのは間違いなく健康、医療そして介護であり、大きな経済成長の鍵になると考えている。これからの長寿社会を健康で幸せに生きていくための制度づくりとそれを支える医療・介護・福祉の再構築が非常に重要なテーマとなる。本書はその一環として最も大きなポテンシャルを持つ医療機器産業に焦点を当て、経済成長への道筋を提案する趣旨で出版された。編著者で医師である大村以外の6名は皆、長年実際に医療機器産業の中に身を置き、医療機器産業発展のために指導的立場で活躍してきた方々で

ある(新井茂鉄氏、井上政昭氏、宇佐美光司氏、柏野聡彦氏、久保田博南氏、山口隆洋氏)。

本書の構成として前半は大村が、生活習慣病(いわゆるメタボリックシンドローム)が世界で急速に広がっている現状に触れて、それに関する新しい発見や理論を紹介する。その中で医療機器に対するニーズが急速に増加する状況について説明し、医療をバネに経済成長を図る上で日本経済を大きく成長させる大きなポテンシャルを持つのは医療機器産業であることを世界の医療環境や医療市場の予測データをもとに概説する。後半はほかの6名の著者が、医療機器を取り巻く制度や環境について具体例を挙げて解説し、医療機器産業に参入する異業種の方々にも参考になるような構成とした。

経済成長を促進する上で医療機器産業が重要であるのは、今後10年以内に世界の医療機器市場が60兆円から100兆円になると予測され、自動車市場に匹敵する経済成長の原動力になる可能性があるからである。医療機器に関連して日本でも昨年（平成26年）、大きな動きがあった。11月25日に日本の医療機器産業に大きな意味を持つ法律が施行されたのである。法律は「医薬品、医療機器の品質、有効性及び安全性の確保等に関する法律」（「薬事法」の題名改正）という長い名前がついており、略称として「医薬品医療機器等法」と呼ばれる。形の上では独立した医療機器法といえるが実態は「薬事法」という薬の法律の中で別章建てになっただけで、行政の現場での環境が大きく変わるわけではないという冷めた見方も少なくない。一方、医療機器産業振興法とも言うべき法律「国民が受ける医療の質の向上のための医療機器の研究開発及び普及の促進に関する法律」が平成26年6月20日に成立した。この2本の法律が医療現場で効果を発揮するためには省令。通知などこれからでる行政からのメッセージが重要であり、今後も注意深く見守る必要がある。

レントゲンなど科学的な医療機器の歴史は19世紀に遡るほど古く、現在ではどこの医療施設に行っても高度な医療機器が用いられている今日、一般の読者は何故、今頃こんな法律が政治や行政の場で話題になるのかと首をかしげる方も少なくないであろう。しかし、現実には医療機器は現在でも日進月歩に進化しており、一方では、まだまだ最先端の技術が医療機器に利用されておらず、日本は世界最高レベルの技術を持ちながら、医療機器、特に重要な治療機器の分野で世界に大きく後れを取っているという現実があるのである。

日本では多くの先端技術がなかなか医療に利用されないばかりか、治療などに使う重要な医療機器となるとそのほとんどが輸入に頼らざるを得ないという信じがたい状況もある。これはとにもかくにも国民が最先端の医療の恩恵を受けられないことも意味し、非常に深刻な事態でもある。この背景には前時代的な規制に阻まれて医療機器産業が疲弊しているだけなく、すぐにでも医療に応用できるような高度の技術が日本に数多くあるにも関わらず、異業種が医療機器を手がけるとなると不要に高いハードルが設定されている現実がある。これまでの医療機器の審査承認制度では、医療機器が薬と同じように扱われてきたという背景もあり、この点は医療機器先進国である欧米と根本的に異なっている。こうしたことは国民にはあまり知られていないが、医療従事者だけでなく、最近では政治家の間でもその深刻さが理解され始めて上記の法律が相次いで国会で成立したのである。しかし、著者らは新法の成立だけではまだ、出発点にたっただけであって、今後は具体的な施策がなければ掛け声だけに終わってしまうことを懸念している。

本書の執筆者たちは医療機器産業を中心に日本の経済を大きく成長させる努力をされてきた方々である。そのためには思い切った政策が必要であることは全員が強く認識している。著者らに本書の出版を決意させた背景には日本の医療制度を含めた社会保障制度全体が危機的な状況にあることもある。医療制度についても多くの深刻な問題が顕在化してきており、政策立案者だけでなく経済の専門家や有識者たちは様々な見解を披露してきているものの、誰も根本的な解決策を提示できていない。しかも、問題の解決には程遠いような「医療費亡国論」とか「社会保障亡国論」といった議論も横行している。もちろん、制度には大きな問題があり、大きな改革が必要であることは間違いない。こうした問題に対して著者らは「医療立国論」、「医療立国論Ⅱ」「医療立国論Ⅲ」、「いのちを守る医療機器」などの著書を世に出して、問題解決方策を提示してきた。本書が政策立案者に加えて医療以外の産業に従事する方々だけでなく一般の読者にもお読みいただき、アベノミクス第三の矢である成長戦略と国民の幸せに少しでも貢献できれば幸いである。

平成27年3月吉日

大村　昭人

第2部 医療機器を取り巻く制度・環境

第1章 医薬品医療機器等法で何がどう変わる？ 井上政昭

第3章　血圧計を縛るダブル規制　山口隆洋

第1部

新医療立国論

大村昭人

1

世界人口の健康悪化現象。医療需要は急速に拡大!

日本人の死因

人口の高齢化だけでなくいわゆるメタボと呼ばれる生活習慣病で、世界の人口の健康度が急速に悪化していて医療費の急増に歯止めがかからない深刻な状況がある。これは日本だけにとどまらず先進国、新興国共通の世界的な現象であり、日本の社会保障制度政策に影響するだけでなく、本書の主旨である医療・介護産業振興政策で考慮すべき大きな問題でもある。周知のごとく、がん、心臓血管疾患、脳卒中が現代人の死亡の大きな原因になっていることは厚労省の統計が示すとおりである(表1)。2012年には人口の高齢化と肺気腫など慢性閉塞性肺疾患(C

	平成23年(2011)		平成24年(2012)	
	死因	死亡数	死因	死亡数
	悪性新生物	357,305	悪性新生物	361,000
	心疾患	194,926	心疾患	196,000
	肺炎	124,749	肺炎	123,000
	脳血管疾患	123,867	脳血管疾患	121,000

OPD）の増加を反映してこれまで4位であった肺炎が脳血管疾患を抜いて3位になった。

一見するとこれらはそれぞれ別の疾患であると我々は思いがちだが、実はこうした疾患の発症原因には共通の因子が隠れていることが分かってきた。それは〝炎症〟（Inflammation）と呼ばれる。炎症というと一般になじみ深いのが、肺炎、肝炎、虫垂炎（いわゆる盲腸）などであろう。また、傷が化膿して赤くはれ上がり、痛みを伴う状態も日常に経験する。確かにこれらはみな典型的な炎症であり、外から侵入した細菌、ウイルスなどに対して体の免疫機構が反応して白血球、リンパ球などが侵入者を攻撃して体を守ろうとするいわゆる炎症反応を指している。この結果、白血球、リンパ球など免疫細胞が分泌するサイトカインと呼ばれる多くの化学物質が体内で増加して発熱が起きる。こうした炎症の程度を測るマーカーとして肝臓で作られて血中に出てくるCRP（C反応性タンパク質）が昔からよく知られている。通常は0・3㎎／dL以下であれば正常とされる。しかし炎症がひどくなると100を超えることも珍しくない。

表1　日本人の死亡原因（厚生労働省人口動態統計）

死因順位	平成12年（2000）		平成17年（2005）		平成22年（2010）	
	死因	死亡数	死因	死亡数	死因	死亡数
第1位	悪性新生物	295,484	悪性新生物	325,941	悪性新生物	353,499
第2位	心疾患	146,741	心疾患	173,125	心疾患	189,360
第3位	脳血管疾患	132,529	脳血管疾患	132,847	脳血管疾患	123,461
第4位	肺炎	86,938	肺炎	107,241	肺炎	118,888

注：平成23年までは確定数、平成24年は推計数である。

ひそかな殺し屋〝炎症〟

　ところが過去15年ぐらいの間にこのCRPが体の健康状態にもっと重要な情報をもたらすことが分かってきた。それは高感度CRPと呼ばれる微量のCRPレベルを測定する技術が開発されたからである。この微量CRPの測定で次々と驚くべき事実が分かってきたのである。

　第1に、あらゆる観点から健康で、肥満もない人のCRPレベルは限りなく0に近く、かつて正常上限とされていた0・3㎎／dLよりはるかに低いという事実が明確になったことである。

　さらに、一見健康で血圧も正常な人々の中で、CRPが僅かに増加しているグループがあることも分かってきた。このグループのCRPレベルはかつて正常とされた0・3㎎／dL以下ではあるが0・1～0・3㎎／dLで、こうした一見健康な群を5年以上追跡していくと高頻度に高血圧や糖尿病さらに肺がんや大腸がんや肺気腫までが発症することも判明した。

　そして脳卒中、心筋梗塞、アルツハイマー病、がんとあらゆる現代病の共通した病因に体内の僅かな炎症が関わっている可能性が高いことが少しずつ明らかになってきたのである。アメリカの週刊誌TIMEは2004年、この話題を特集して「The Secret Killer: Inflammation」（ひそかな殺し屋：炎症）と題した特集を組んだ（図1）。そのなかで炎症を〝The Enemy Within（内部の敵）〟と呼んで警告している。高感度CRP測定法で認められる僅かなCRPの増加は遺伝的体質もあるものの、肥満と強い関係があることが知られている。もちろん、既に糖尿病、高血圧や心臓血管疾患、肺気腫、ガンに罹患しているものでは一様に認められる。このようにあらゆる現代病には自覚症状も起こさない僅かな慢性の炎症が関わっているということは、言い換えれば、こうした疾患を予防するためにこれまでそれぞれ異なる方法が必要であったが、一元的な予防法を確立できる可能性を示唆しているのである。

メタボは世界的な傾向。世界中に広がる生活習慣病の危険

前項では最近ではメタボ（メタボリック症候群）という略語で知られ

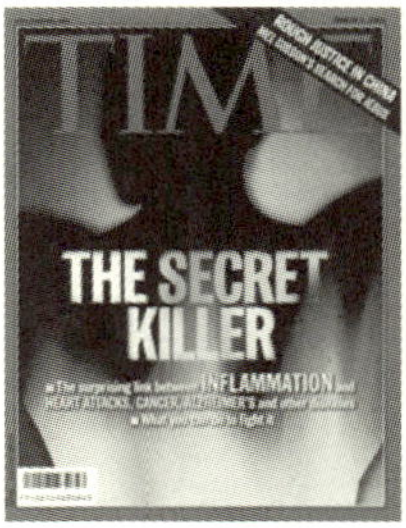

図1　TIME誌「The Secret Killer」特集
2004年3月1日号

体内に潜む僅かな「炎症」が一見健康な人の体を少しずつ蝕む怖さを警告している。当時の最先端の医療情報について詳しく紹介している。

るようになった生活習慣病の発症に肥満と僅かな炎症が関わっていることを述べた。食が豊かになるにつれて先進国のみでなく新興国の中にも肥満が急速に増えているため、今後大きな問題になることが予想されるのである。シアトルにあるワシントン州立大学健康計測評価研究所の調査では肥満の基準であるＢＭＩ（Body Mass Index：体重（kg）を身長の二乗で割った数字）が30を超える人口は、アメリカは８７００万人で人口の35％にも上り、日本の３・５％の10倍にもなっているのである（図２）。

　肥満が原因とされる２０１１年のアメリカの医療費は15兆円と試算されている（Department of Health and Human Service）。２番手に続くのが驚くべきことに中国で、肥満人口は６２００万人に達し、ＢＭＩ25以上の過体重を入れると３億人にもなる（図３）。同様にＢＲＩＣＳと呼ばれるインド、ブラジル、ロシアが続く。肥満問題の深刻さは糖尿病、高血圧症、心血管疾患など現代病の発症と深い関係があることである。特に糖尿病は心筋梗塞などの心臓血管疾患、脳卒中のリスクを大きく増加させるだけでなく、がんの罹患率も上昇させることが分かってい

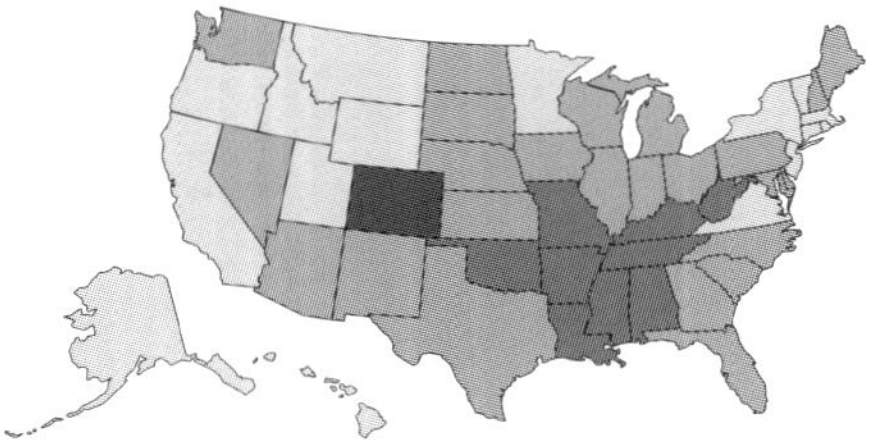

図2　アメリカの各州の肥満率
(Center of Disease Control and Prevention)

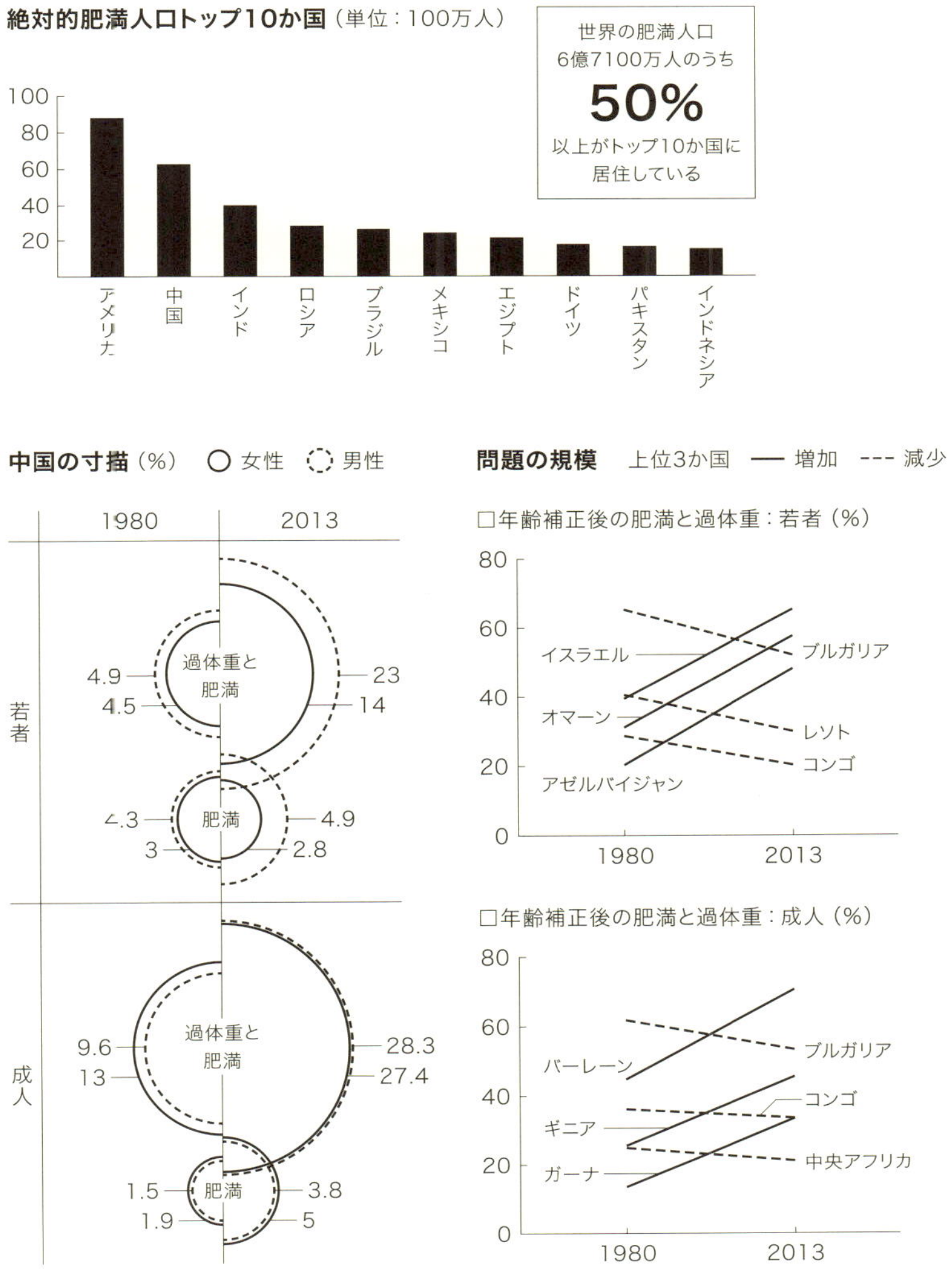

図3　世界の肥満度の比較（ワシントン州立大学健康計測評価研究所２０１３年データ）

る。

糖尿病も世界的に急速な増加を見せている。糖尿病の診断を受けた患者だけでなく、いわゆる境界型（空腹時血糖値が１００mg／dL以上で前糖尿病状態ともよばれる）も合併症を発症するリスクは高いと言われる。13億の人口を抱える中国ではこの両者を合わせると2億６０００万人にもなる。人口３億１０００万人のアメリカでは1億人である。日本でさえ２６００万人もいる。

こうした傾向は日本も含めて多くの先進国、新興国で医療費が国の大きな負担になっていくことは間違いない。

先進国のお手本であるはずのアメリカでは、国民皆保険制度が確立しておらず、民間保険が主体であるためにすべての人が公平な医療が受けられない。民間医療保険の保険料は非常に高く、５０００万人以上の医療保険未加入者がいて、長い間、多くの国民が高い医療費が払えずに医療の恩恵が受けられない悲劇が続いてきた（医療立国論）。家族単位でまともな民間医療保険に入ろうとすると年間保険料は１５０万円を超え、また持病を持つ患者は保険会社に加入を拒否されるなど経済格差が医療格差をますます助長する制度的欠陥が指摘されてきた。日本以上に生活習慣病が多いアメリカでは非常に深刻な問題で、これまで多くの大統領が制度改革を試みては失敗に終わってきた。ようやく2010年にオバマ大統領のイニシアティブで議会を通過した医療制度改革法案（Affordable Care Act: ACA）が成立し、2013年秋から国民の登録が始まった。ACAは、既にある公的保険メディケア（高齢者、身体障碍者対象、連邦政府が運用）、メディケイド（低所得者対象、連邦政府と各州政府が共同で運用）のサービスを拡大する一方で、民間保険主流のアメリカ医療保険制度を維持しながら減税とペナルティの飴と鞭政策で中小企業にも被雇用者の民間保険加入を義務付けるなど、きめの細かい政策で構成されている。今後、医療保険加入者を8年かけて3000万人以上増やすという野心的な政策である。

しかし、大きな政府を嫌うアメリカの保守層の間では、民間保険が主体の医療保険制度に政府が介入することには反対も多い。下院で多数を占める共和党は従業員の医療保険加入を中小企業に義務付けることが経営を圧迫すると主張し、執拗で激しい反対を続けてきており、医療保険を購入しない場合に罰金が科されることについて憲法違反であるとして連邦裁判所に訴訟を起こした。この裁判は２０１３年、６月に保守派のロバーツ主任判事が大方の予想に反してリベラル派判事についたために5対４の判決でかろうじてオバマの勝利に終わりＡＣＡが覆されることはなかった。しかし２０１３年秋の医療保険加入電子登録開始時にソフトの問題で円滑にいかない等の問題も続出した。結果的には２０１４年4月時点で７００万人以上が登録を済ませるなどまずは軌道に乗り始めた。これまで80年近く多くの大統領が試みて失敗した政策を実現した上で画期的な成功と言えるであろう。順調にいけばこれまで医療保険未加入であった３０００万人が加入すると見込まれている。

肥満を助長した動物性脂肪悪玉説と〝バターを食べなさい〟というショッキングなＴＩＭＥ誌の見出し

動物性脂肪（飽和脂肪酸が主体）の過剰摂取と心筋梗塞など心臓疾患の関係については今では誰もが疑わない。これは１９５０年代にミネソタ大学のアンセル・キース博士が行った研究に出発点がある。博士は第二次世界大戦からまだ日が浅いころ、ギリシャのクレタ島を訪問して、現地の食生活がオリーブオイルや魚、ナッツ類、野菜を主体としており、心筋梗塞など心疾患の発症率が低い事に注目した。ここからキース博士の反動物性脂肪キャンペーンが始まった。心筋梗塞の危険因子を調べるためにキース博士は日本も参加した世界7か国共同研究（Seven Countries Study）を行い、１９８６年には、動物性脂肪の摂取量が多い人では脂質値が高く、人口の平均脂質値がその人口の心筋梗塞発症率を規定していることが示された（J Keys A, 他、The diet and 15-year death rate in the seven countries study. American Journal of Epidemiology 1986;124:903-15）。これ以来、動物性脂肪（飽和脂肪酸が多い）の摂取と心筋梗塞などの冠動脈疾患の関係を疑う者は誰もいなくなり、これを反証するような研究結果を発表するものは初めから誰にも信用されない時代が始まったのである。

しかし、その出発点であるキース博士のクレタ島訪問に事実誤認という根本的欠陥があったら動物性脂肪諸悪の根源説が今日ほど強固な基盤を確保できたであろうか。キース博士が訪れたころのクレタ島は大戦後の経済的な困窮で食生活が貧しく、カロリー摂取量も少なかった。しかも同じギリシャの島で現在、観光地として注目されているコルフ島ではクレタ島の住民よりは動物性脂肪の摂取量がはるかに少なかったのに心疾患の発症率はずっと高いという矛盾した事実をキース博士は無視してしまった。その結果、動物性脂肪悪玉説は金科玉条となり、誰も疑問を唱えなくなった。

実は最近になってこの説の根拠が少し怪しくなってきたのである。飽和脂肪酸（動物性脂肪の主要構成物質）と心疾患の関係について多くの論文を統合検証したメタ研究（meta-study：信頼性の高い複数の研究結果を統合的に統計解析して結論を出す手法でその結論の信頼性は高い）が２０１０年と２０１４年に発表されたのである（American Journal of Clinical Nutrition. 2010; 91:535-46. ／ the Annals of Internal Medicine, 2014;160(6):398-406)。両論文は共通した結論を出しており、動物性脂肪の主体である飽和脂肪酸と心疾患の関係は以前に考えられたほど明確でないことを指摘したのである。また、悪玉コレステロール（low density lipoprotein：いわゆるLDL）には数種類あって、密度の高い小型粒子（超悪玉コレステロール）と密度の低い大型粒子があり、動物性脂肪に含まれる飽和脂肪酸の摂取は通常、後者の大型のLDLが増えるだけでなくHDLと言われる善玉コレステロールも増え、従ってその影響は一概に悪いとは言えない面もあることが新たに分かってきた。しかも最近の著しい世界人口の肥満化傾向には、動物性脂肪摂取制限で減ったカロリーを炭水化物で補っていることと関係がありそうだということも認識され始めた。過去50年間の動物性脂肪、飽和脂肪酸の摂取量を減らすキャンペーンは成功したものの、人々はその代わりに減った分のカロリーを炭水化物で補う傾向を強めてしまったのだ。というのはキース博士説に従ってバターなどの飽和脂肪酸を減らすことに躍起となった多くの食品会社が、飽和脂肪酸を減らしたクッキーやクラッカーなどを健康スナックとして宣伝販売し始めて、これが大当たりとなったからである。しかも炭水化物を取りすぎるとLDLのうち最も質の悪い超悪玉コレステロールが増えてしまうことも分かってきた。食生活に完璧なものはないので、一つの悪玉を選んで目の敵にすると逆に極端な食生活が流行してかえって国民の健康を損ねるリスクもあるということである。こうしたことが現在のアメリカで1970年代に比べて重度肥満が2倍以上に増えてしまった原因であると言われている。こうした経過をアメリカのタイム誌が詳しく解説している（図4）。

炭水化物の過剰摂取は動物性脂肪摂取より質が悪い。脂肪細胞の機能を損ねて糖尿病を助長

　パン、ピザ、トウモロコシなどの炭水化物によるカロリーの過剰摂取は糖尿病を発症させやすいことも分かってきた。こうした炭水化物は血糖値を上げるが、これに対して血糖コントロールを役割とするホルモン、インスリンの膵臓からの分泌を刺激する。血糖を下げるためには糖分としてのエネルギーは消費されるかどこかに貯蔵されなければならない。脳など体内の臓器で消費された残りの糖はまず肝臓、そして骨格筋に貯蔵される。だがその貯蔵能力はそんなに多くない。貯蔵先の肝臓には約100g、骨格筋には合計約400gがグリコーゲンとして蓄えられる

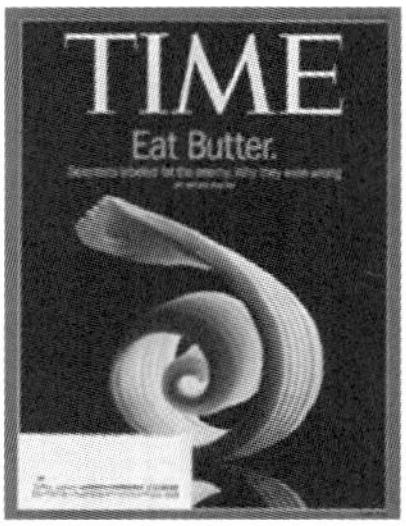

図4　TIME誌「Eat Butter」特集
2014年6月23号

いわゆる悪玉コレステロールと動物性脂肪摂取の関係が強調されすぎたことでかえって健康を損ねる可能性があることを警告している。

（グリコーゲンはたくさんのブドウ糖が重合した状態）。この貯蔵にはインスリンが大きな役割を果たす。一方さらに余分な糖は中性脂肪として貯蔵される。この貯蔵庫の役割を果たすのが脂肪細胞である。

しかし脂肪細胞が大量の中性脂肪を貯蔵し始めるとインスリンの作用を妨害する様々な悪玉物質を分泌するようになる（後述）。こうなると筋肉への糖の貯蔵は大幅に減少してしまう（図5）。

摂取された炭水化物は、筋肉などでの貯蔵が不十分なためにますます中性脂肪として脂肪細胞に蓄えられてしまう。運動など即座にエネルギーとして使われるのはブドウ糖とその貯蔵型であるグリコーゲンなので、貯蔵量が減少すれば利用できるエネルギーはすぐに枯渇して、体は強い飢餓感を憶える。残念ながら脂肪細胞にため込んだ中性脂肪はこのエネルギー需要にはすぐに応じてくれない。そうすると体はもっと糖分を要求することになる。甘いものや炭水化物食品がどうしても欲しくなるわけである。この繰り返しで炭水化物が体内に入って来れば来るだけこれを中性脂肪として取り込み、すっかり太った脂肪細胞はインスリンの効果を妨害する悪いホルモンをますます盛んに分泌して、これが糖尿病を

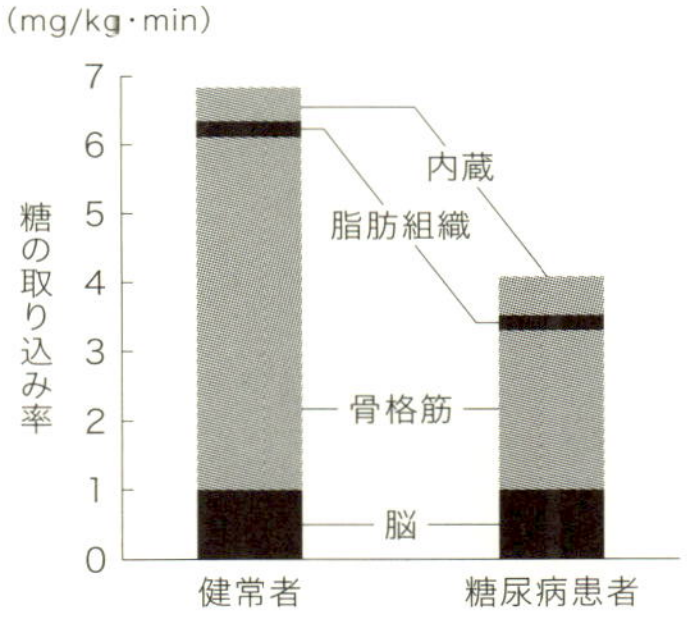

図5　健常者と糖尿病患者の骨格筋への糖の取り込みの比較
(DeFronzo RA：Diabetes 37 (6)：667-687, 1988)

糖尿病患者では筋肉への糖の取り込みが大幅に減少している。

引き起こすという悪循環が進行してしまう。

実は脂肪細胞は脳下垂体や甲状腺などと同じホルモンセンターのような役割を持っていて、普段からたくさんのサイトカインと呼ばれる生理活性を持つ分子量が小さい蛋白質を分泌して、体を調節するために働いている。この数は25種類にも及ぶ。脂肪をため込んで太ると脂肪細胞は、体のバランスを無視してインスリンの作用を阻害する特定のサイトカインを過剰に分泌するようになることが分かってきた。つまり炭水化物の取りすぎは肥満につながりやすく、肥満で膨張した脂肪細胞は、正常の機能を失ってインスリンの効果を妨害するだけでなく、自分の体を蝕むような炎症性サイトカインと呼ばれる物質を分泌して体全体に炎症をばらまく悪者に変身を遂げてしまうことが分かってきたのである。前述した一見、健康な肥満者ではCRPなど炎症性マーカーが少しずつ増えていくのにはこうした背景がある。

とはいっても動物性脂肪や飽和脂肪酸を無制限にとっていいことにはならないが、炭水化物の取りすぎはもっと悪い可能性が出てきたのである。一方、読者もご存じのように脂肪であっても魚の油などに多く含まれるオメガ3はむしろ心血管疾患の予防に役立つことも分かっている。また、2012年に行われた研究では、肉類に含まれる動物性脂肪に比べて乳製品に含まれるバターなどの脂質類は、むしろ心血管疾患に予防的に働くらしいことも指摘されている。これがTIME誌の〝Eat Butter〟という見出しになったというわけである。

バランスの取れた食事と適度の運動と十分な睡眠の必要性は変わらない

読者が混乱しないように指摘しておくが、現時点ではまだまだ医学は完璧でなく、時々新たな知見が発表されて今まで信じてきたことに少しずつ修正が行われ続けるという現実である。少なくとも動物性脂肪の取りすぎは避けた方がよいし、かといって肉類の摂取を減らす代わりに炭水化物（ごはん、パン、スウィートなど）を取りすぎれば元も子もなくしてしまうことになる。野菜、果物、魚、肉をバランスよく取り、十分な睡眠をとり、適度な運動を行うことの大事さは一つも変わらないと言うことである。

2

中国には深刻な国民の健康危機が迫っている！

増加する「未富先老」高齢者

２０００年頃から盛んになった中国崩壊予測説はすべて外れて、ついに中国は世界第2位の経済大国に成長した。この事実は単純な極論を真に受けない方が良いこと、また一党独裁下にあり、民主主義国家と違って議会の承認などの手続きを踏む必要のない中国という国が一筋縄ではいかない、常識では測れない多くの複雑な因子が重層している国であることを示唆している（中央公論２０１４年5月号特集「独善中国の命脈一党支配はどこまで続く」／丹羽宇一朗、中国の大問題、ＰＨＰ新）。

しかし、一方では拡大が著しい経済格差と高い貧困率（特に6億人と言われる内陸部農民の貧しさ)、これまで二桁であった経済成長率が今後7%台維持でさえ危ういと予測される状況もある。生産年齢人口も2011年をピークに減少に転じており、賃金は逆に上昇していて安い労賃を武器に果たしてきた世界の工場としての役割は既に終わりつつある。さらに、大学新卒者600万人のうち100万人が就職できない現状、300兆円を超えるともいわれるシャドーバンキングの破綻リスク、年間20万~30万件ともいわれる暴動、メディアを賑わすテロ事件など心配な状況にも事欠かない。

こうした中で医療という観点からみるとアメリカどころではない危機が迫っているように見える。13億6000万人と世界で最大の人口を抱える中国では70年代後半から導入された一人っ子政策の影響が今後中国の人口ピラミッドに大きな影響を与えることは確実で2020年代にかけて急速な高齢化が進むと予測されている。2010年の時点で人口ピラミッドは既にきれいな三角形ではなくなって若い世代が激減して、高齢者予備軍が大きく膨れ上がった様相を呈している(図6)。

中国では定年退職年齢が60歳だが、中国国家統計局が2013年1

月に発表した最新人口統計データによると、2012年末時点、中国の人口13億5404万人のうち60歳以上の高齢者人口は、全体の14・3%に当る1億9390万人となっている。65歳以上の人口は1億2714万人で、全体の9・4%を占める。中国は既に立派な高齢社会なのである。現在、中国では高齢者人口が毎年860万人ずつ増加しており、中国政府関係者の予測では2050年までに高齢者が総人口の3分の1を占める4億5000万人に達するという(図7)。また、80歳以上の高齢者と要介護高齢者が年間100万人ずつのペースで増加、2050年には80歳以上の人口が1億人を超える見込みで、超高齢化社会へ突入すると予測されている(2013年3月ジェトロ北京事務所レポート)。

先進国では1人あたりの国内総生産(GDP)が1万ドル(約100万円強)を超えてから高齢化社会に入ったが、中国ではそれは5416ドル(2011年名目)に過ぎない。これは「未富先老」と呼ばれる状態で、豊かになる前に高齢化する

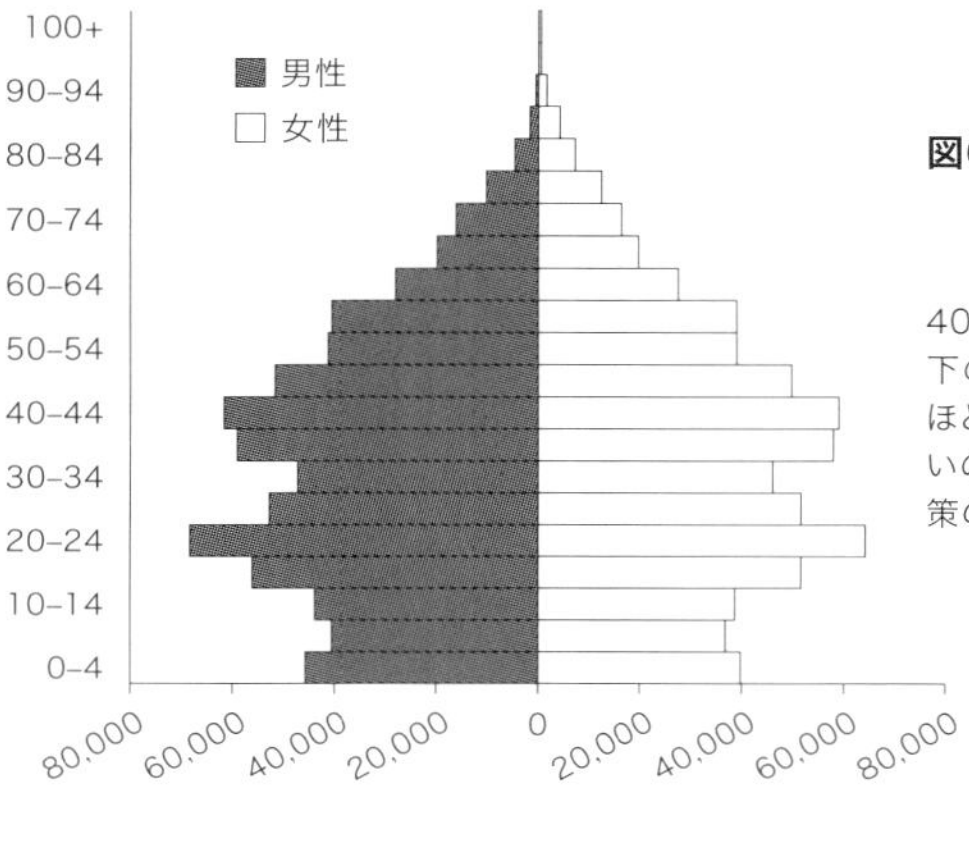

図6　中国の人口ピラミッド
(2010年、国連推計人口、総人口13億4130万人)

40代、50代の人口が多く14歳以下の人口が少ない。また若い世代ほど男性に比べて女性の数が少ないのが特徴。いずれも一人っ子政策の影響と見られている。

ことを意味し、多くの高齢者が自力で生活できない社会構造が既に始まっていることを示唆する。この結果、経済力の弱い若者に高齢者の世話をする負担を負わせることになり、政府は高齢者に対する予算を捻出せざるをえず、高齢化問題は中国の社会、経済に大きな負担と圧力をもたらしている（同レポート）。この深刻な事態は長い間の「一人っ子政策」という人為的な操作の結果で、解決は極めて困難であろう。

　高齢化は特に農村部で深刻で、もともと都市部と農村部の収入格差は倍もあり、農村部では貧しい高齢者が増加している。中国政府は２０１６年から一人っ子政策を廃止することを決定しているが、２０１０年の合計特殊出生率（人口の年齢構成による影響を排除した出生率）は既に１・１８まで低下していて（日本は現在１・４３）少子高齢化現象を覆すことは難しそうである（中国国家統計局人口・就業統計司が２０１２年夏に公表した数字）。一方「未富先老」の高齢者たちを救うために、胡錦濤政権が「和諧社会」政策（調和のとれた社会を目指す政策）を唱えて格差社会の解消を目指すべく、社会保障改革に力を注いだ。年金受給者も２００３年の１億５５００万人から２０１２年には

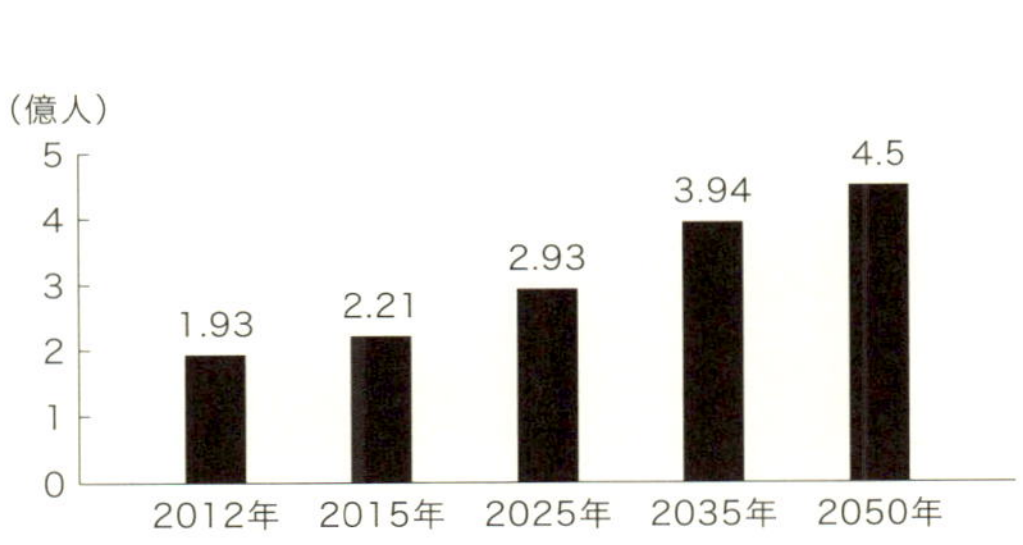

図7　中国政府が明らかにしている60歳以上の高齢者の人口数予測

3億人を超えるまでになったが、その年額は農村部で非常に低く、年間5万〜6万円程度に過ぎない（表2）。また、医療制度も共産党政府が日本のような国民皆保険制度を目指して力を注いでいるが、これだけ巨大な高齢人口に十分対処できる制度には至っていない。しかも前述したように国民の健康度は急速に悪化している。

拡大する貧富の格差、急速に悪化する国民の健康度

農村から都市に出稼ぎに来て、月収1000元〜2000元（1万6000円〜3万2000円）程度で暮らす人々が2億人いると言われる。彼らは政府の方針で都市戸籍を獲得できず、農村戸籍のまま都市で働く農民ということで農民工と呼ばれている。彼らに都市戸籍を与えない理由は収入が低いために大都市で支給される生活補助金の総額が巨大になって財政破たんが確実に起こることが分かっているためである。

中国の大学進学率は35％で、毎年600万人が卒業し、そのうち100万人が就職できない。

**表2　中国政府が発表している
中国人口の社会保険加入率と年金収入**（2010）

調査項目	都市部	農村部
養老保険加入率	84.7%	34.6%
医療保険加入率	95.3%	98.3%
要養老（月平均）	1,527元	74元
年平均収入	17,892元	4,756元

【資料】全国老齢工作委員会弁公室「2010年中国高齢者人口状況調査」

共産党直属で、中国最大の政策シンクタンクである「社会科学院」は、中産階級を「年収６万元～50万元くらいの層（日本円で１００万円から９００万円程度」と定義づけており、現在、人口の約25％を占め、毎年１％の割合で増えていると結論づけている。しかし実際には、ヨーロッパなどで放送している中国中央テレビ英語版（ＣＣＴＶ、中国の国営テレビ）での討論会で中国のある大学の社会学教授は、医療、子供の教育資金に不足がなく、将来の生活設計を描ける真の中流階級は８０００万人から９０００万人程度であろうと発言していた（中国中央テレビ座談会、２０１４年４月放送）。この数は偶然かもしれないがエリートコースを歩んで経済的にも豊かな中国共産党員の総数と一致する。

このような背景のなかで最も懸念されるのが中国国民の健康悪化現象である。前述したように中国の肥満人口の絶対数は６０００万人を超えていて世界でアメリカに次いで2位である。また過体重人口と合わせると3億人に達していて、糖尿病と予備軍は2億６０００万人にもなり、総数は世界でダントツ1位である。第一項でこうしたグループの体を炎症が少しずつ蝕んでいることを説明したが、将来、高血圧、心筋梗塞、脳卒中などの心臓血管疾患を発症する確率は非常に高く、社会や経済に深刻な影響を及ぼすことが懸念される。残念ながら中国の社会保障制度はこの巨大な負の波に対処できるほど強固に確立されているとは言い難い。この急速な変化に対処するためには国防費に毎年15兆円も使う余裕などとてもないのではなかろうか。

こうした中国の深刻な現状に対して社会保障制度が確立している日本でさえ他人事ではない。

3

日本も他人事ではない！

経済成長なしには社会保障の維持は困難、社会保障なしには経済の発展も困難

我々医療従事者にとっても経済の動向には大いに関心を持たざるを得ない。それは経済が健全に成長して国が豊かさを維持できなければ、個人も国も医療や健康にお金を回す余裕がなくなり、病気をきっかけに生活が破綻するリスクも大きくなるからである。一方では医療介護、年金と社会保障全体の将来が危ぶまれている。過去20年間にわたって国民所得が減少し続けて、年収が低く社会保険に加入していない割合が高い非正規労働者が全労働人口の37％にも上っている現状は大変深刻な状況と

言わざるを得ない。しかし、経済を活性化するために取られた異次元金融緩和、財政出動、成長戦略の３つの柱からなるいわゆるアベノミクスの最初の二つはうまく起動したように見えたが、ここにきて最も重要な第三の矢の方針がぐらついてきている。アベノミクスが打ち出されてから1年半経過したが有効な手段が出てこない深刻な現状であるからだ。３月10日に発表された２０１３年10～12月期のＧＤＰの実質成長率（名目成長率から物価の変動を除いた数字）が年率に換算して前期比０・７％と１％台を割り込む結果となった。

また、日本は自動車産業に象徴されるように貿易立国と言われてきたが、この根拠も怪しい。というのは表に見られるように日本の総輸出額のＧＤＰに対する割合はもともと低く、大企業が生産基盤を海外に移していることも一因だが、ＥＵ諸国が軒並み30％を超えているのに比較して14％程度で、決して貿易立国と呼べるような数字ではないのである（表３）。

しかもここ数年の貿易収支は赤字に転落して２０１３年は福島原発事故の影響で化石燃料の輸入が増加したこともあり、13兆円を超える膨大

表3　貿易立国とはとても言えない日本：輸出額の対GDP比国際比較
（2011年 国際貿易投資研究所）

国名	輸出総額／GDP	順位
香港	172.45%	1
シンガポール	157.59%	2
オランダ	67.25%	11
韓国	49.86%	24
ドイツ	40.99%	31

国名	輸出総額／GDP	順位
スウェーデン	34.74%	37
中国	26.02%	58
日本	13.95%	97
アメリカ	9.82%	121

な赤字に転落している。経済学者は、貿易収支そのものよりも国際収支の中で重要な位置を占めるのは、日本が稼ぎ出した利益を海外に投資して、そのお金が利益を出す所得収支であって、先進国ではこの額が大きいので経常収支が黒字を維持できていると説明している（岩本沙弓、世界のお金は日本を目指す、徳間書店、2012）。しかし、この所得収支も最近では頭打ちだが、貿易赤字が巨大となったため2013年の経常収支は7899億円と統計数字が比較できる1979年以来初めて1兆円を下回る結果となっている（図8）。

経常収支が限りなくゼロに近づくと日本経済に対する信頼度は当然下がり、長期金利が上昇するリスクが増えてくる。一方、日本の銀行など機関投資家が国債を買う余裕がなくなり、すぐに問題にならなくとも長い目で見れば海外投資家に依存せざるを得なくなる。現在、国債の92％を国内投資家が保有しているので、1000兆円を超える国の借金があっても心配ないという議論はやがて説得力がなくなってくる可能性がある。

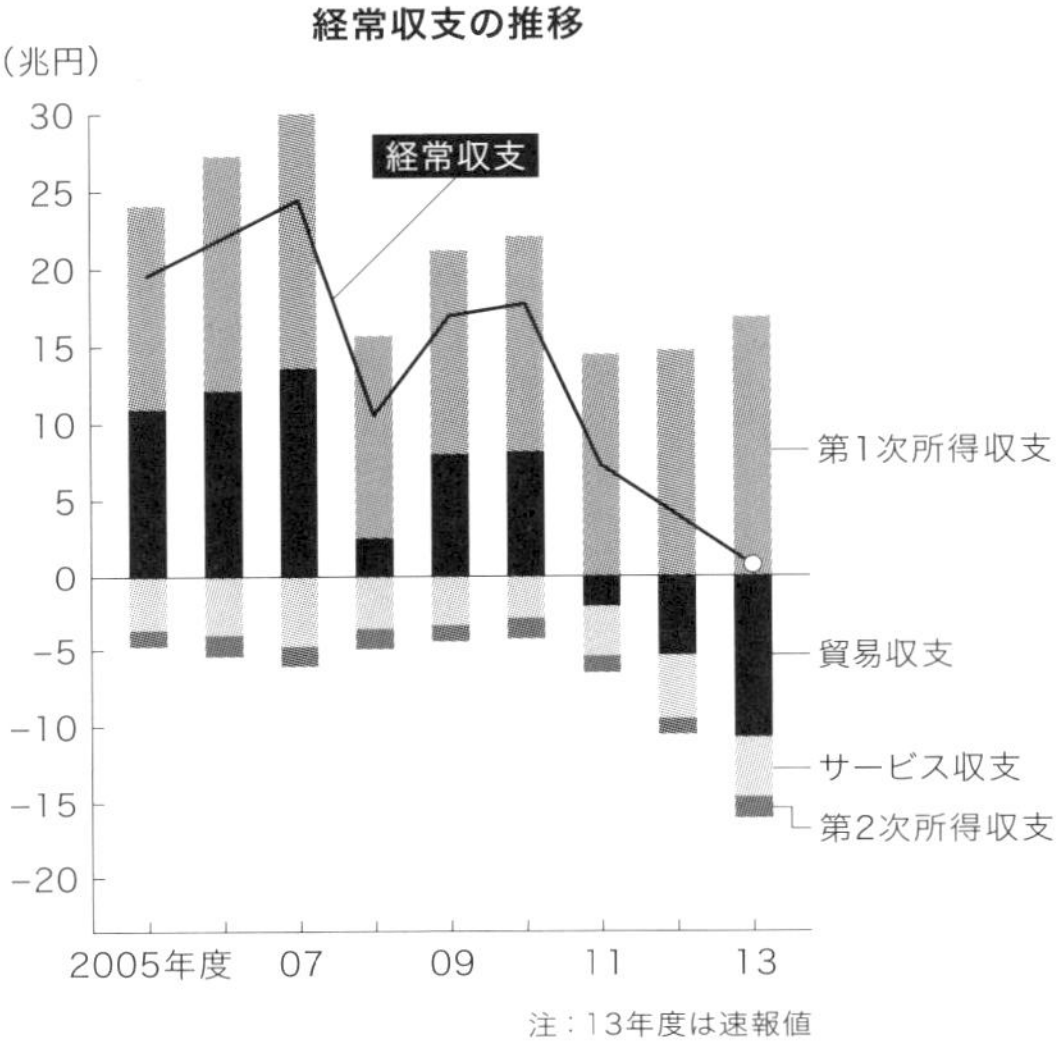

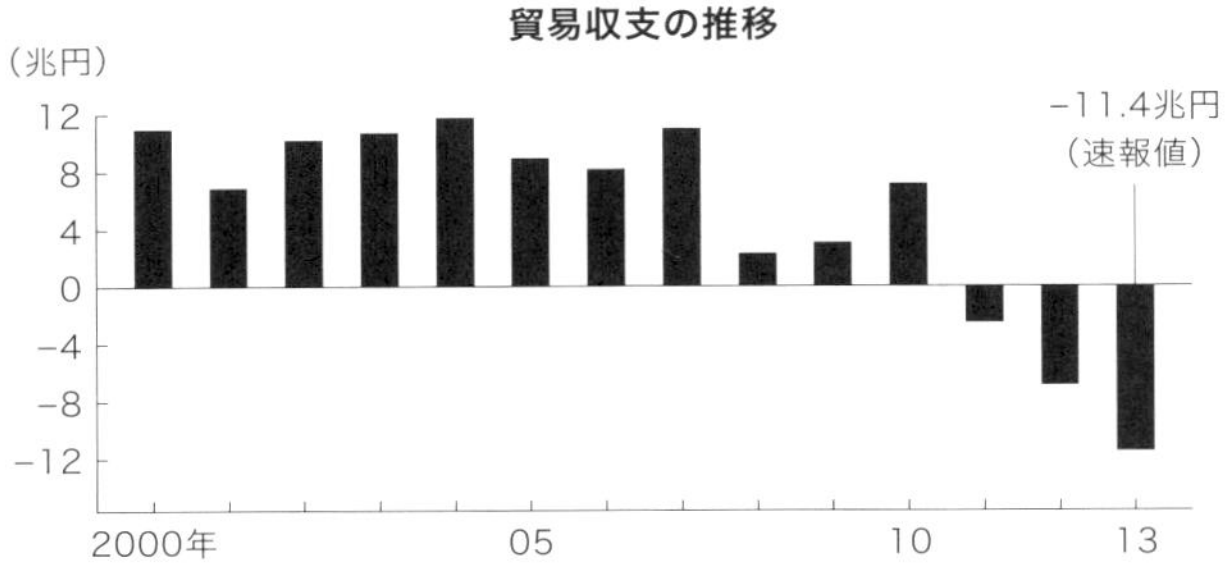

図8　日本は貿易立国どころではない！

2013年の貿易赤字は大幅の赤字に転落。
経常収支は1985年以来最少で初めて1兆円を下回って7899億円であった（財務省）

4

市場原理だけで経済活性化が達成できるというウソ！

経済の安定的発展には社会保障制度の充実は欠かせない

　忘れてはならないのは、市場経済の安定的発展には社会保障制度の充実は欠かせないという事実である。資本主義や市場経済は完璧であるからすべて市場に任せればよいなどという議論は幻想である。もし市場が完璧であればリーマンショックやノーベル賞学者まで動員して作り上げたサブプライムローンが破綻する問題など起きるはずがない。

　産業革命以後、急速な発展を遂げた資本主義のもとで著しく低下した労働者の権利は、20世紀初頭に始まった共産主義、社会主義の台頭で当時の西側諸国に労働者の待遇改善、社会福祉の充実を迫る大きな圧力となった。レーガンの小さな政府論に対して日本や欧州型の政府主導経済の主唱者であり、アメリカ経済界に大きな影響力を持つ、前マサチューセッツ工科大学の教授で経済コラムニストのレスター・サローは資本主義の安定的発展には社会保障の強化が必須であるとしている(Thurow L. The future of capitalism: how today's economic forces shape tomorrow's world. Penguin Books USA Inc.1996)。サローは1989年の社会主義の崩壊後、社会保障維持へのインセンティブが減少して小さな政府論と市場原理主義が台頭しつつあることに懸念を述べている。

クリントン政権で労働長官を務めたロバート・ライヒ・カリフォルニア大学教授は異なる立場からスーパーキャピタリズム(超資本主義)の台頭で企業とその企業に利益のリターンを強く要求する株主だけでなく、ただただ、安い商品を追い求める消費者自身の行動にも富の格差を招いた責任があると述べている。消費者のあくなき安い商品への渇望が、経営者たちをコスト削減に駆り立てて、あらゆる手段を使って安い労働力を求める原動力になっていると警告する。先進国における格差の拡大も実は我々自身の欲望が招いた結果であって、安い労働力を求める強いインセンティブが格差を拡大する悪循環を生み出すことにもなる。民主主義を謳歌してきた我々が、行き過ぎた資本主義によって民主主義国家の本質を忘れてしまった結果、民主主義が徐々に後退していくというのである（ロバート・ライヒ、暴走する資本主義、雨宮寛、今井章子訳、東洋経済新聞社、２００８）。１９８０年代に急速に台頭してきた市場原理主義は、１９８９年のベルリンの壁崩壊によって傲慢さを増して世界中を席巻するようになったのである。

レーガンの小さな政府理論のもとになっているのは、一切の規制を廃止して、市場に任せれば全て解決すると主張する〝Laissez-Faire〟という考え方である。（Laissez-Faire: レッセフェール、フランスで17世紀頃から盛んになった市場の自由放任主義。重農主義を主張した医師で経済学者であったフランソワ・ケネーらがこの考え方を推進して先駆的な役割を果たした）。この理論の根本にはまず、強者が豊になればやがてその富は、水が岩に浸みて行へ流れ落ちていくように弱者にもいきわたる（トリクルダウンエコノミー理論）という考えがある。まさに

１９８０年代のレーガン大統領やサッチャー首相の政策である。

　しかしアメリカ国民の総所得に占めるトップ１％の所得は１９８０年には８％であったものが、現在では20％にまで膨れ上がり、貧富の格差は大きく広がってしまった。しかも１９７５年から２００７年にかけて増えた国民所得の47％はトップ１％の富裕層が享受している（図９）。富裕層が先に豊かになればその恩恵は水と栄養が大地にしみわたるようにすべての人が恩恵を受けるようになると主張したレーガン政権のトリクルダウン理論は誰の目が見ても絵に描いた餅であった。

アメリカの若者の教育の根幹が揺らいでいる

　最近のニューヨーク連邦銀行の調査によればアメリカでは若い世代にも厳しい状況が始まっていて、大学卒業

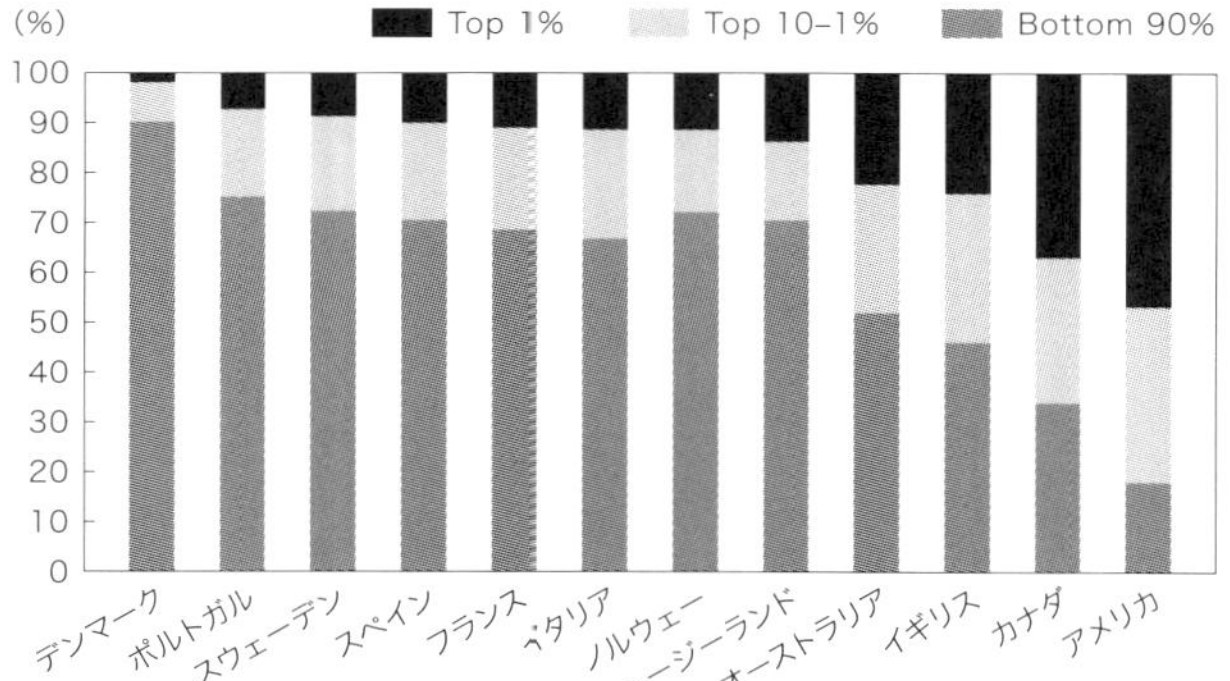

図9　1975年～2007年の各国の国民所得の分配
(Source: OECD calculations based on the World Top Income Database.)
アメリカではトップ１%の富裕層が富の45%を享受。

後、学生ローンの返済に苦しむ層が拡大している。25歳で学生ローンを抱える層の比率は44％で10年前より20％近くも上昇しているとしている。平均的ローン残高も2万ドル強（約200万円）で10年前の2倍近い。この結果、学生ローンの残高は100兆円を超えているという。若い世代がこの負債から抜け出せずにいるだけでなく、今後進学志望世代の教育の機会を奪っている現実がある。若者世代が満足な教育を受けられないということは国家の根幹を揺るがす問題で経済の安定的な発展など望める余地もない。事態に憂慮したオバマ政権は2014年6月に学生ローン支払い援助法案を議会に提案した。しかし上、下院の共和党との調整はこれからである。

アメリカでは中流階級層が縮小して貧困層が拡大している

一方、多くの所得の低いアメリカ人は二つあるいは三つの職業をかけ持ちして、16時間以上働いている現実がある。まるで日本の明治時代に、紡績産業で見られた過酷な労働を物語る〝女工哀史〟なみの状況である。

行き過ぎた市場への信頼がレーガン時代に横行した背景には、レーガン大統領の経済アドバイザーでノーベル経済学賞受賞者、シカゴ大学のミルトン・フリードマン（1912〜2006）や彼に追随する市場原理主義者たちの影響がある。皮肉なことにフリードマンの理論は1929年の大不況時の直前に、市場に過大な信頼を置き、株価は現実経済の忠実な鏡であり、株価は安定高値を続けるだろうと予測して、面目丸つぶれになり、その後、失意の生活を送ったエール大学経済学教授のアービング・フィッシャー（1867〜1947）と非常に似通っているのである。フリードマンの幸運は、今回のサブプライムローンの破綻による100年に一度の大不況が、彼の死後に起こったことであろう。

2002年にフランス最優秀経済学者賞を受賞し、2014年には「The Capital in the Twenty-First Century」が英訳されて一躍有名になったパリ経済学校教授トマ・ピケッティが富の格差の拡大について、富は生産設備や金融資産、不動産といった分野に蓄積が進んでいて、こうした富は経済成長率を超えた利益を生みやすい制度になっていると述べている（図10）。しかも相続税が累進課税になっていないので大きな

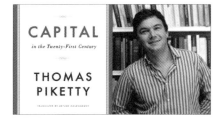

図10　トマ・ピッケティ教授と著書

企業の自己資本収益率（ROE）が経済成長率を超えると富は富裕層に集中して格差はますます広がっていく過程をわかりやすく説明している.

資産が世襲制となって代々受け継がれるために、格差が余計に広がりやすくなっているという。この結果、もともと資産のない者が収入によって富を築くのは難しく、収入が低い階層から高い階層へ上るのが難しくなる。本書は新古典派経済学と市場原理主義が勢いを持つ米国で500万部以上売れている。米国の格差拡大が国民の間に深刻な影を落としている証拠でもある。

この階段の上りにくさを縦軸に（Intergenerational Earnings Elasticity）、横軸に富の隔たりを示すジニ係数をとって各国を比較すると図11のようになる。アメリカと中国の貧富の格差は大きく（横軸）、貧しい階層が豊かな階層へ上る難しさでもきわめて酷似しているのが分かる。同じく図を見ると北欧の国々が優等生であることがよく分かる。日本は図を見る限りアメリカや中国よりはよい位置にあるが非正規社員が37％にもなっている現状は懸念材料であることは間違いない。

ジニ係数（Gini Coefficient）は0～1で示され、1に近づくほど格差が拡大していることを示す。合理的な水準は0・3とされて0・5は社会的混乱を招くリスクが大きいとされる。中国国家統計局によると、

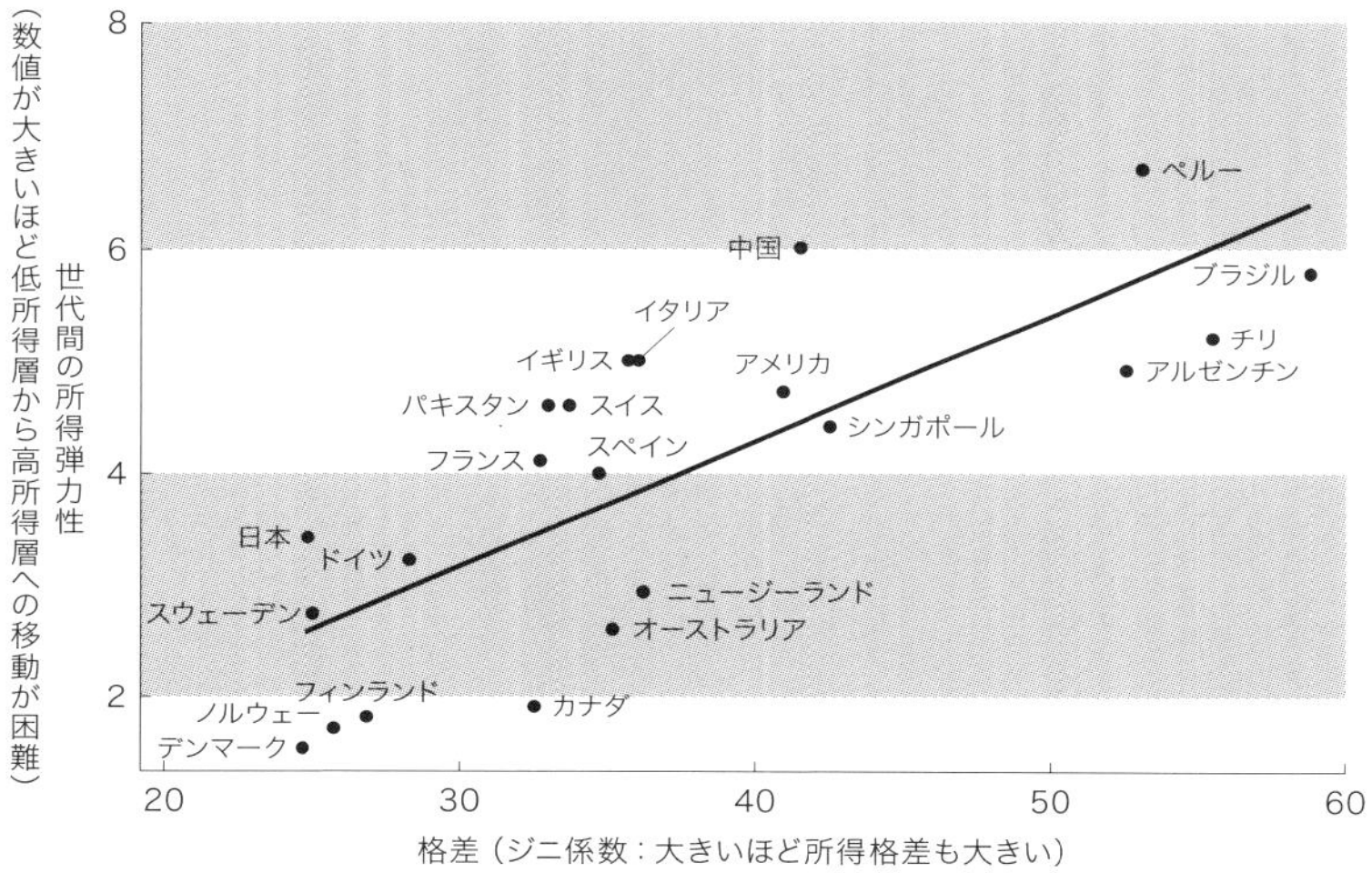

図11　富の格差と所得の低い層が
高い層へ移動する難易度を比較した図
（オタワ大学、Miles Corak教授による）

2012年の中国のジニ係数は0・47であるが、2013年に四川省、西南財経大学の研究チームが独自の家計調査に基づいて2011年の中国のジニ係数を推計したところ0・61であったと公表している。政府が発表する数字は信頼性が乏しいと言われる。

共産主義国家に市場原理を導入して今日の中国の反映を招いた鄧小平も先富論を唱え、レーガンの「トリクルダウンエコノミー理論」と同じ政策を取ったのだがアメリカと同様に中国の貧富の格差は深刻で、広がる一方である。共産主義国家が世界第2位の経済大国にまで登りつめて、その結果、経済格差がアメリカ以上に深刻化したとはなんと皮肉な事だろうか。

5

市場原理だけで経済の活性化を達成することは不可能！

これからは低成長が当たり前の社会になるのか

第二次世界大戦で英雄的な活躍をした英国のウィンストン・チャーチル首相が、戦後、選挙で大敗した後に１９４７年の11月の下院議会で「民主主義政府は最悪の選択だが、今まで試された他のどのシステムよりはましである」と負け惜しみのような演説をしたのは有名な話である。資本主義についても同じことが当てはまるのではないであろうか。チャーチルの言葉で民主主義を市場経済システムに置き換えれば「市場経済は最悪の選択だが、今まで試された他のどのシステムよりはましである」ということになる。

これまでの長い歴史の中での色々な出来事をみれば、完璧な市場経済の仕組みなどありえないという印象を持つほうが自然である。景気を維持するには我々は消費を続けなければならず、古いものはどんどん新しい物に変えていかなければならない。そこには日本人特有の〝もったいない〟という考え方が入り込む余地がなく、少しでも古く、陳腐になったものはたとえ、基本的な機能は十分作動していても、新しい、より機能の優れたものに買い換えるインセンティブが働く。これは新技術開発に大きなインセンティブを与える一方で、資源をさらに消費し、自然を破壊する大きな原動力になる。著者の少年時代（1950年代）、超大国アメリカが〝大変な勢いで消費を続ける〟ことによって、貧しかった日本からは考えられないような、まぶしいほど豊かな生活を多くの国民が手にしている様子をみて心から驚いたものだった。この時代はアメリカの企業は社会的役割を強調し、その義務を果たすことで富の再分配が行われ、これがアメリカ中産階級の消費を刺激してアメリカの経済を動かしていた。幸い、この時代には、世界はグローバリズム経済からは程遠く、アメリカだけで大量消費を行っても環境破壊、地球温暖化など、現在のような深刻な問題は表面化していなかった。しかし、環境問題がこれほど深刻になった現在でも経済学者や政治家はまったく、こうした消費の負の側面に触れることなく、〝景気回復には個人消費あるいは内需を刺激、増加する必要がある〟と臆面もなく主張する。言い換えれば我々の欲望に従って自然や環境をどんどん破壊せよ、と言っているに等しいことを我々自身も自覚する必要がある。

米国ノースウエスタン大学のロバート・ゴードン教授は産業革命後の250年の経済成長は人類の歴史の中で例外的な事象であり、成熟した資本主義の下では需要が低下して低成長が当たり前の社会になると予測している（R.J. Gordon,"Is US Economic Growth Over? Faltering Innovation Confronts the Six Headwinds," NBER Working Paper No. 18315,www.nber.org.）。教授によれば、人類の経済活動を振り返れば成長率は0・2%程度が本来の姿で、18世紀から20世紀に至る間の高い経済成長率は多くの技術革新が集中したことによるもので、歴史的に見れば異例なことである（図12）。特に20世紀半ばに生産性を爆発的に上昇させたのは19世紀後半に発見された様々な汎用技術の導入だった。

電気、内燃機関、家庭に引かれた上下水道、通信（無線と電話）、化学薬品、石油などで、「第2次産業革命」の柱となった。

第一次産業革命（1750〜1850年）が始まったのは英国で、蒸気機関の時代であり、種々の分野で工業化が進んだが特に毛織物産業の機械化が進み大量生産が可能になったこと、大英帝国支配下の植民地が多く、当時として珍しいグローバル市場を抱えていたこと、スティーブンソンの蒸気機関車発明のお陰で鉄道網が整備されて輸送能力が格段に上がったことなどで生産性は頂点に達した。

1870年ごろからアメリカで始まった第二次産業革命は、第一次産業革命よりもはるかに大きな影響を経済にもたらした。エジソンによって電灯が普及し、エンジンの開発で輸送力が格段に進み、石油やガスが石炭にとって替わった。1903年のライト兄弟の飛

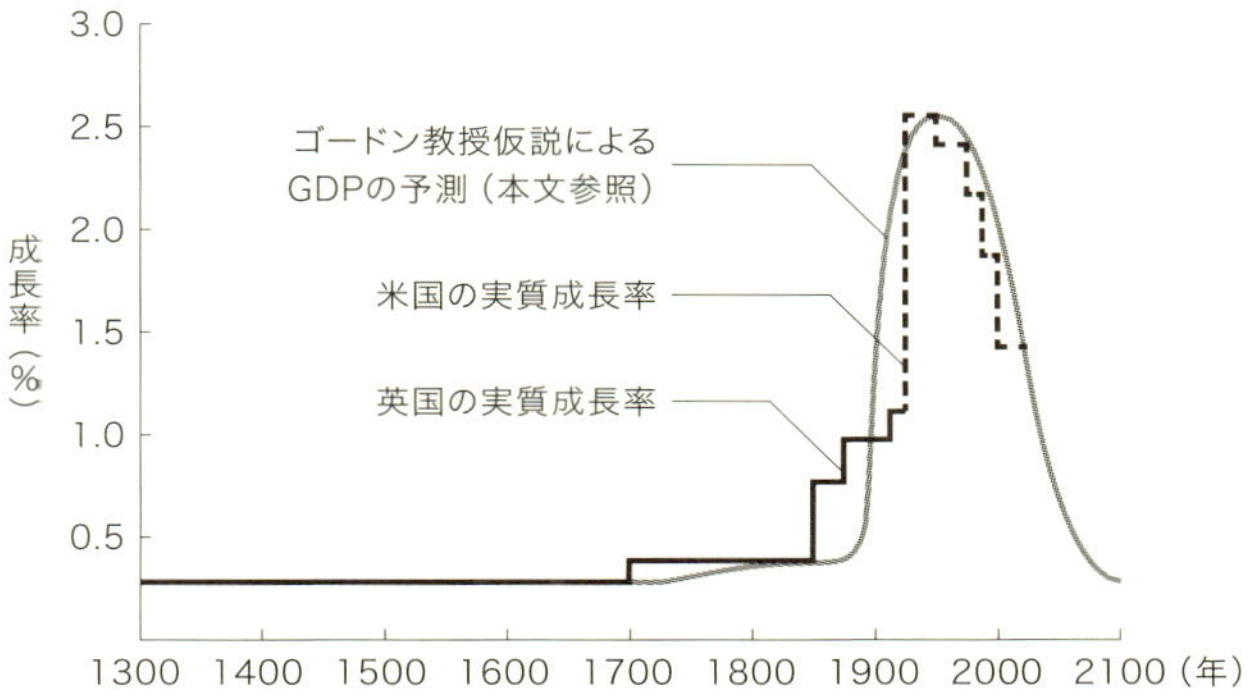

図12　ロバート・ゴードン教授の論点を示した経済成長率の歴史

1300年以降の長い間、経済成長率は0.2%であったが第1次（ ── ）、第2次産業革命（ ---- ）で成長率は急上昇した。しかし、今後は成長に必要な画期的な技術革新は期待できず、本来の0.2%レベルに回帰すると予測。

行の成功は11年後には商業飛行の時代をもたらした。またフォード社が大衆車、T型フォードの大量生産を始めたのは1908年で、販売台数は1927年までに1500万台を超えた。ゴードン教授は第二次産業革命の効果はすべて出尽くして経済成長のエンジン効果は失われたとする。

一方、現代は情報通信の時代であり、主役はコンピューターや半導体、インターネット技術だがこれまでの人類の生活に必要な数々の発明の機能を大幅に向上させた反面、生きていくうえで絶対に必要なものではない。つまり、人類が本当に必要として汎用する製品は今後もう生まれないであろうという悲観的な観点に裏打ちされている。この意見に賛否両論はあるだろうが論点は明確である。

この意見に賛成する経済学者も少なくなく、ジョージメイスン大学のタイラー・コーエン教授もその著書で同様な考え方を示しており、2011年出版の著書「大停滞」で1970年代以降、アメリカ経済が技術革新の大幅な鈍化に直面していて、経済停滞から抜け出せないでいる現状について述べている（タイラー・コーエン、大停滞、池村千秋訳、NTT出版、2011)。経済停滞は技術革新が1970年以降停滞していることによるもので、低い枝の果実を取りつくしたごとく、新たな技術革新を行うのは簡単ではなく、まさに国の強力で正しいイノベーション政策が必要である。しかしながら、政治家の現状認識は乏しく、民主党は財源の議論抜きに巨額の支出を余儀なくされているメディケア(高齢者、身障者医療保険)や社会保障プログラムを維持することだけに腐心し、共和党は減税のみが税収を増加させる手段と主張して過去に例を見ない巨額の財政赤字を作ってしまった。過去四半世紀にわたって急速に進歩したインターネットなどの情報通信技術は知的な意味で素晴らしい恩恵をもたらしたとはいえ、実際の生活水準を上げていないし、雇用も生んでいない。例えば、アマゾン、アップル、フェイスブック、グーグルの4社の総資産は90兆円以上と日本の国家予算並みの額に上るが、従業員数は4社合わせても19万人強に過ぎない。これは2008年に倒産する前のジェネラル・モーターズが資産7兆8千億円で、たった1社で24万人以上も雇用していたのとは対照的だ。

かつてクリントン政権時代の財務長官であったローレンス・サマー

ズ氏はsecular stagnation（長期停滞）という言葉で長期に渡る成長率の低下の可能性について触れており、ＩＭＦのラガルド専務理事も２０１４年10月のジョージタウン大学の講演で今後しばらく低成長時代が続くという見通しを述べている。実際、ＥＵ諸国のうちユーロ圏18カ国の成長率も２０１２年、２０１３年とマイナス成長で２０１４年第２四半期の成長率も０・０％と発表されている（ＥＵ統計局、ユーロスタット）。日本の２０１４年、２０１５年成長率の見通しも１％以下である。中国の成長率も９０年代から２０１０年まで続いた10％を超える高い成長率時代は終わり、現在は７％前半、いずれは４〜５％台になると予測されている。こうした状況を見るとゴードン教授の仮説が現実味を帯びてくる。

著者は実はこうした議論には必ずしも賛成ではなく、今後人類にとって欠かせないもので需要がますます高まっていくのは、長寿社会を健康で幸せに生きていくための制度づくりとそれを支える医療・介護・福祉であると考えている。この点については後述する。

一方で急速に進んでいる地球温暖化と環境破壊はまさに人類の経済活

動のなせる業であり、資本主義には非常に強い負の側面があることを我々は認識する必要がある。前述のチャーチル首相が民主主義の欠陥について鋭い指摘をしたように、資本主義経済もまた、極めて欠陥だらけで、不完全なシステムであるが、社会主義経済や共産主義経済に比べれば、少々ましであるに過ぎないのである。我々はこの極めて不完全な経済システムに依存しているという認識と謙虚さを持つ必要があるのではなかろうか。レスター・サローが指摘したように、ここまで資本主義が発展して来られたのは社会主義や共産主義が台頭したことで、資本主義社会が社会福祉に重きを置かざるを得なくなったことが大きいのである。ベルリンの壁の崩壊以来、西洋社会が市場原理主義に走り、傲慢になりすぎて謙虚さを忘れたことがネオリベラリズムの台頭を許し、利益追求が何よりも優先されて、今回のサブプライムローンに始まる経済危機を招いたことを忘れてはならない。規制改革イコール全て正義のごとく語られて、その内容をきちんと点検してこなかったために招いた弊害は深刻である。経済学者の中には中谷巌氏のように市場への過信が招いた弊害に、自らの過ちを率直に認めたことは素直に評価したい（中谷巌、資本主義はなぜ自戒したのか―「日本再生」への提言、集英社インターナショナル、２００８）。

医療従事者も経済に無関心ではいられない

我々医療従事者が頼りにせざるを得ない医療経済学者たちの議論を聞いていても、幾らあれば足りるか、福祉目的税導入の是非など、財政論や財源論に終始して、医療の現場の根本的な問題に向き合って、解決の糸口を見出すような俯瞰的な議論は出てこない（大村昭人、医療立国論、日刊工業新聞社、２００７）。このように経済の専門家でさえ、間違いも犯すし、特に医療の問題に関連して正しい解答を出してくれるとは限らないのである。しかし、我々多忙な医療従事者には、いまさら経済を基本から学びなおして発言していく時間も余裕も無い。医療の現場の深刻な問題を最も肌で体験して、悩んでいるのは医療従事者たちである。我々が現場から発言しなければ誰が医療従事者に代わって正しい判断に基づいた政策を実施してくれるだろうか。

これからの我々は、知恵を絞って色々な工夫を凝らして市場経済をベストの方向に誘導して行くことが求められる。「シリコンバレー成功物語」は、市場原理が果たす経済活性効果がいかに重要かを示す典型的な例として喧伝されてきたが、実はマスコミによって作り上げられた神話である。この点についても後述する。

6

医療・介護は経済を支える大きなポテンシャルを持つ！

国家を豊かに国民を幸せにする方法は存在する

アメリカのオバマ大統領が主張するグリーンニューディール政策のように、これからは自然を保護し、環境にやさしいビジネスに力を入れて、経済を活性化する道を探らなければ、我々は地球とともに自滅していかざるを得ない。著者は将来への投資として、日本の得意な環境技術や農業食料技術、そして長寿高齢化社会でますます重要になる医療・介護にこそ力を注いでいくべきであると考える。例えば農業食料技術についは日本よりも人口密度が高いオランダがよいお手本になる。中川八平筑波大学名誉教授は食料自給率だけを盾にとってＴＰＰに反対を唱える農業団体や農林省の論理の矛盾を突いた面白い議論を展開している。オランダは食糧自給率が14％と日本の39％に比べてはるかに低い国だが、アメリカに次いで世界第2位の食料輸出国で、有名なチューリップの球根の輸出だけでなく、小麦の生産性は日本の3倍、トマトの生産性は日本の9倍であるという（中川八平、TPP反対が国を滅ぼす、PHP研究所、2012）。

著者の考えではこれら選択肢のなかで最も大きな比重を占めるのがまさに医療・介護である。前述したように世界中で高齢化が進み、人口の健康状態が悪化していくことを考えれば、人生をできるだけ健康に過ごす方法を探り、病気の予防や進行を防ぐことに力を注ぎ、介護が必要になっても十分快適な余生を送ることができる制度やノウハウを確立していくことが求められる。世界中で需要が高まっていく医療・介護は最も大きな雇用母体であり、また医療の進歩に資源を投入することで経済が活性化できる可能性は非常に大きい。著者は先進国だけでなく新興国、発展途上国も医療費が国家の負担になってきていることは否定しない。しかしただ不安を煽って社会保障費の削減を叫ぶ前に（鈴木亘、社会保障亡国論、講談社現代新書、２０１４）もっとよい解決法があることを示したい。むしろ社会保障の増加を逆手に取って国家を豊かにし、国民を幸せにする方法が現実に存在するのである。

本章の後半では特に医療機器産業に焦点を当てて現時点で明確に見えてこない第三の矢（成長戦略）の道筋を示す。また日本は恥ずかしいほど男女格差が大きい国であり、この問題が経済の大きな足かせになっていること、女性の社会参画を促進することで経済が大きく飛躍する証拠も後半で提示したい。

医療は最大の雇用母体

独立行政法人労働政策研究機構の試算では、２０１０年の医療・福祉分野に従事する労働者数は６５３万人で労働人口の10％に及んでいる。欧米と同様に日本でもこの分野に従事する労働人口の増加率は年５％を超えて全20産業中で最大の増加率を示している。同機構はまたこの増加率は維持される可能性が強く、２０２０年には医療・介護など福祉分野で働く人は871万人に上ると予測している。国立社会保障・人口問題研究所所長の京極高宣氏によれば、雇用創出効果では介護保険は公共投資の約2倍の効果をもち、10兆円の投資で約200万人の新たな雇用を生み出すことができる。また、医薬品や検査・治療機器などの成長分野の産業への波及効果も期待できるとする。しかし、日本の国民所得に対する社会支出はEUの国々に比べて少ない（図13）。

一方で、日本はバブル崩壊後の1980年代就職氷河期に多くの若者が非正規雇用になっていて、このグループが将来生活保護を受けると約30兆円の費用がかかると予測されている。本来ならば景気の良い時にこそ非正規雇用向けの社会保障の充実をやっておくべきであったのである。単純な社会保障亡国論で不安を煽るのではなく、医療・介護分野が世界的にきわめて大きな市場になっていくこと、非常に効果的な雇用創出分野であることなどを頭において国を挙げて攻めの姿勢で経済を活性化していくことが求められるのである。

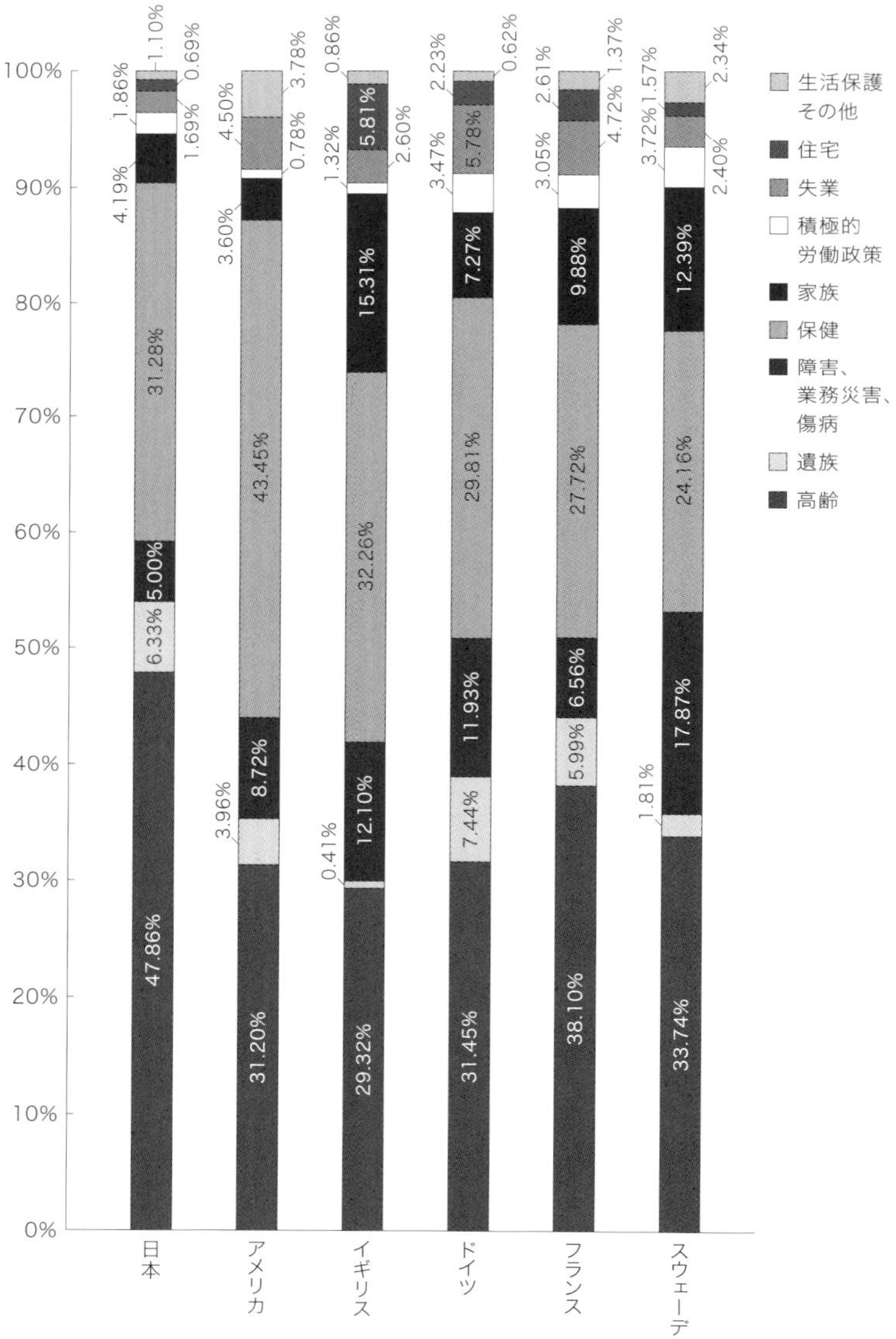

図13　政策分野別社会支出国際比較（2009）
（国立社会保障・人口問題研究所）

7

シリコンバレー神話はマスコミが作り上げた虚構だった！

あなた方はいったいどこにいたのか

シリコンバレーがイノベーションのシンボルであり、アップルやグーグルをはじめ、多くのベンチャービジネスがここで誕生して世界的な企業にのし上がっていったことは周知の事実である。さらにこうしたベンチャー企業を育てたのは国や大手の銀行ではなくリスクをとることをいとわないベンチャーキャピタルであることも誰も疑わないほど常識となっている。この結果、日本政府の有識者会議メンバーである著名な経済学者だけでなく、市場原理主義者、ネオコンと呼ばれる超保守主義者、政府は小さいほど良いとするリバタリアンと呼ばれる人々はその主張の根拠にシリコンバレーをしばしば引用してきた。そしてシリコンバレーの成功は、疑う余地のない〝神話〟として世界中に定着したのである。

しかしそれは本当に事実なのであろうか？この疑問のきっかけともいえる有名なエピソードがある。1984年にフランスのミッテラン大統領が訪米した時のことである。ミッテラン大統領に対してジェネンテックなどを育てた当時有名なベンチャーキャピタリストであるトーマス・パーキンスがリスクをいとわないベンチャーキャピタルがいかにベンチャービジネスを支えてきたかを自慢すると、当時スタンフォード大学教授であったノーベル賞受賞者ポール・バルグがパーキンスを遮って、〝1970年代の技術革新の波の石杖となった50年代、60年代の基礎研究が行われていた時、あなた方はいったいどこにいたのか〟と問いかけ、パーキンス氏が返事に窮したことが報道された事実がある（ワシントンポスト、1984年）。

先端技術や医薬品の開発では国家の役割が極めて重要

英国サセックス大学経済学、Mariana Mazzucato教授は経済学分野でベストセラーとなっている彼女の著書「The Entrepreneurial State : Debunking Public vs. Private Sector Myths」ですべての重要な新技術開発において国家や地方自治体など公的研究費助成金の占める役割が非常に大きいことを多くの文献的証拠や事実関係を解析して詳しく述べている。現在、世界中で重要な役割を果たしているインターネットなどの情報通信技術、バイオテクノロジー、ナノテクノロジーの分野でベンチャーキャピタルが参入してきたのは、多額の国家予算やその他の公的研究費などが投入されてから15年から20年経ってからである。アメリカの研究費データでは、２００８年でR&Dに使われた研究費の67%が民間由来で連邦政府は26%しか支出していないが、すぐに結果を生まない基礎研究やリスクの高い研究に限ると政府予算が57%を占めている。また、コンピューター、原子力発電、レーザー技術、インターネット、GPS機能など現代社会で大きな役割をはたしている分野ではほとんどが民間の研究投資から生まれたものではなく連邦政府の研究あるいはその支援を受けた研究の結果であると結論づけている。

現在、我々の間で日常となっているこうした技術の源は第二次世界大戦後から冷戦時代にさかのぼる。共産主義の世界的波及を恐れたアメリカ政府は国防予算を大幅に増やした結果、膨大な資金が先端技術の開発を目的として投入された。

実際に現在汎用されている情報通信技術、インターネット、GPS、パソコン、タッチスクリーンなどの基本技術は民間由来ではなく、すべて国家の研究機関や研究費がその基礎を作ったのである（The Entrepreneurial State. Debunking Public vs. Private Sector Myths. Mariana Mazzucato、Anthem Press)。

DARPAの活躍

国防省先端研究プロジェクト局（defense advanced research project agency: DARPA）は、国防省によって1958年に創設された。

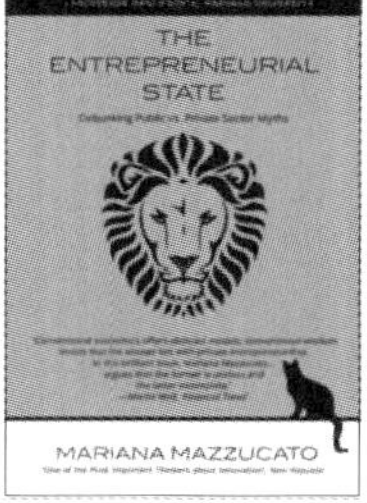

図14　サセックス大学 Mazzucato教授の著書

世界で汎用されている情報技術や新薬の開発に国家の役割が非常に大きかったかを示して小さな政府や市場現主義者に警鐘を鳴らしている。

※近日中に翻訳書出版予定

その目的はあらゆる先端技術の中で将来、国家防衛に貢献する可能性のある分野の技術開発だけでなく、民間分野でも活用できる技術開発も目指すことにあった。ＤＡＲＰＡのスタッフはたったの２４０名で、各分野のエキスパートが集められて大きな裁量権を与えられ、当時としては巨大な30億ドル（物価指数で調整すると現在の約６兆円相当）という資金が毎年つぎ込まれた。研究対象は先入観にとらわれずにあらゆる分野にわたり、大学や研究機関に研究費が交付された。交付後も研究実績が厳しく監視されて成果が上がらない場合は研究費の引き下げも容赦がなかったという。

また、ＤＡＲＰＡは１９６２年にInformation Processing Techniques Officeを創立してコンピューター技術の開発にも力を注いだ。このポリシーが後のパーソナルコンピュータ（ＰＣ）の発展につながり１９７６年のスティーブ・ジョブズによる世界最初のＰＣが世に出たわけである。このころからようやく多くのベンチャーキャピタルがその市場のポテンシャルに目をつけて群がって参入してくることになった。

アップル社のコア技術はほとんどがアメリカ政府機関の開発技術だった

２００７年にアップル社が世界に先がけてiPhoneとiPod touchを発売して以来その市場は急速に拡大して２０１１年にはアップル社の売り上げは7兆６０００億円にも達した。この製品群の成功の背景には、スティーブ・ジョブズとその天才的チームが当時のあらゆる技術を統合して作り上げた功績が大きいことは疑いの余地がない。

しかしその重要なコア技術に目を向けるとほとんどの技術開発にアメリカの政府機関（国防省、エネルギー省、ＮＡＳＡ、環境省など）が関わっているとされる。これらはＣＰＵ、ＤＲＡＭ、ＨＤＤ（hard drive discs）、ＬＣＤｓ（液晶画面技術）、ＤＳＰ（デジタル・シグナル・プロセシング）、ＧＰＳ機能、インターネット、ＨＴＭＬ（ハイパーテキスト・マークアップ言語）など12にも余る。またタッチスクリーン技術も英国政府の研究機関の成果にその端を発している。さらにこうした最新技術の市場化と政府研究機関との関わりはカーター大統領時代に法案の基本が作成され、レーガン時代に法制化されたSmall Business

Innovation Development ACT（小企業技術革新法）の功績も大きい。この法律の主旨は多くの政府機関が個別に技術開発を支援している縦割りの弊害を除き、よいベンチャー技術を持ちながら資金不足に悩む中小企業や新技術で世に出ようとしている小さな会社（いわゆるスタートアップカンパニー）を支援することを目的とした。この政府機関の縦割の解消は連邦政府機関の間だけではなく、州政府機関との透明性の高い協力も可能にした。これでシリコンバレーなどに進出するベンチャー会社数が増え、企業を目指す若いビジネスマンにとって大きなインセンティブとなったのである。縦割り制度が硬直化して融通が効かない日本の霞ヶ関にはよい参考になるのではないだろうか。

一方、重要な医薬品の開発でも国の政策が大きな役割を果たす。1983年のOrphan Drug Act（オーファン・ドラッグ法）は年間20万人以下しか発症しない患者を対象とした薬剤開発を支援する目的で制定された。患者数が少なすぎるために民間が手をつけたがらない分野だからである。実にこれが多くのベンチャー企業（Genzyme、Biogen、Amgen、Genentechなど）を育てただけでなく、大手製薬会社の収益でも大きな割合を占めることになった。一つには新薬を開発したベンチャー会社を大手がどんどん買収していったことが背景にある。また、オーファン・ドラッグとして承認された薬品が他の複数の疾患にも効果があることが判明して販売量が激増した例もある。一例としてノバルティス社が開発して慢性骨髄性白血病治療薬として承認されたグリベックは他の5疾患にも効果があるとしてアメリカのＦＤＡ（食品医薬品局）の承認を受け、２０１０年には同社に４５００億円の利益をもたらした。オーファン・ドラッグ法成立以来３７０もの薬剤が市場に送り出されている。

こうした事実は世界の市場で成功を収めている新技術を利用した新製品を開発するには国家の政策、財政支援だけでなく、公的機関自身がリスクをとって進めた研究成果が大きな役割を果たしてきたことを、我々が改めて認識する必要があることを示している。特に国の研究機関がすぐに結果の出ない基礎研究を担ってきたことが、後に民間企業がその恩恵に預かれるようになったことも見逃せない事実である。アップルを含めた世界的な会社の多くがグローバル化して半無国籍企業と化し、法律の盲点を利用して莫大な利益を上げながら、支援してくれた国家にほとんど税金を納めていないことを合わせて考えるべきである。

日本では安倍政権が野心的な日本版ＮＩＨ（NIH: national institute of health、米国国立衛生研究所：米国の生命科学研究の中枢機関）の設立を目指したことは大いに評価できる。しかし、結果は年間予算が１２００億円程度で、文科省、経産省、厚労省から派遣の１００名程度のスタッフで運営する「独立行政法人日本医療研究開発機構」としりつぼみになってしまったのは少しさびしい。アメリカのＮＩＨ（図15）が１万８０００名のスタッフと年間予算３兆１０００億円という巨大組織で、配下に国立がん研究所、国立心肺血液研究所など28の組織を持ち、大きな成果を上げているのと比べると見劣りがする。今後是非、より大きく結果を出す組織に育ててほしいものである。

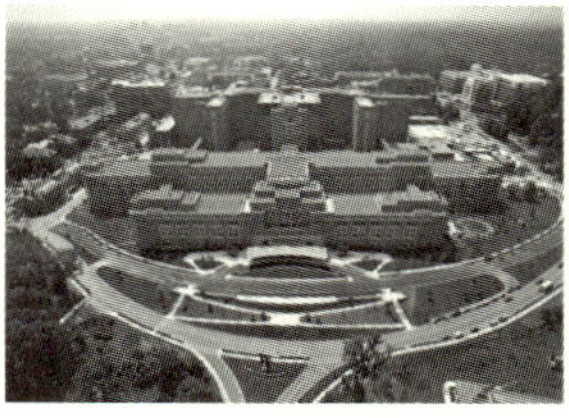

図15　アメリカ国立衛生研究所（NIH）

1万8000人以上のスタッフと年間予算3兆1000億円で運営されており、配下に国立がん研究所、国立心肺血液研究所など28の巨大な組織を抱える。スタッフの3分の1は医師、科学研究者が占める。

8

医療機器こそ最も成長が期待できる産業分野！

10年後には自動車市場に匹敵か

成長戦略の要である第三の矢が飛ばなければアベノミクスは失敗に終ってしまう。アベノミクスを根本から否定する経済学者の意見はともかくとしても、成長戦略を唱える経済学者たちや産業競争力会議、規制改革会議のいわゆる有識者たちの議論を聞いても「規制改革」、「規制緩和」、「国際先端テスト」という言葉が飛び交うが将来性のある経済活性化へのアイデアに乏しい。産業競争力会議の委員の会社に有利な政策（薬局で売っている薬のネット販売）程度では大きな成果は期待できない。

一方で検討されている法人税減税は海外からの投資を呼び込み経済を

活性化できるという期待感があり、経済学者たちの間では有効な手段と言われていている。確かに多くの先進国の法人税が30％以下であることを見れば日本の35％は高いのだろうが国内企業が実際に払っている法人税の現状を見ると法人税減税は大きな問題を抱えており、そう単純ではない。

日本では多くの大企業が連結決算制度を利用して子会社や関連企業の赤字を一緒に計上できる制度や研究開発費用支援の目的で租税特別措置などさまざまの税額控除制度が利用できるようになっているために、多くの企業が納めている限界法人実効税率と呼ばれる最終的な税は30％以下という現状がある。このために銀行や商社などが払っている法人税率は10％以下で、また多くの大企業も10～20％台と約35％と言われている法人税率に比べて非常に低い（岩本沙弓、日本経済のからくり、自由国民社、２０１４）。こうしたことを放置したまま法人減税に踏み切れば税収が減ることは間違いないので相当思い切った税制改正が行われる必要があるようである。深刻な財政赤字維持の口で税の減収に対してどうやって他から財源をひねり出すかという問題である。

では有効な手立てはないのだろうか？　今一度ものづくりで世界をリードしてきた日本を蘇らせて経済を活性化するにはどうしたらよいだろうか。その答えはメディカルデバイスと総称される医療機器と医療材料（血管カテーテルや冠動脈ステントなど）なのである。

２０１３年の世界の自動車市場は約80兆円と推計されているが、メディカルデバイスの世界市場はこれを超える可能性が高い。この理由は前述した高齢化と世界的な健康悪化現象が急速に進むことにある。以下に述べるようにメディカルデバイスの世界市場は今後10年以内に60兆円から１００兆円になる可能性が指摘されているからである。

医療機器の世界市場と経済効果

世界の医療機器市場は25兆円、介護・在宅機器まで含めると30兆円を超えると推定されており、成長率は年率６〜８％で経済効果は非常に大きい。最近カナダのシンクタンクが予測した結果では、先進国の高齢化と新興市場の拡大により、今後10年程度で医療機器市場は60〜１００兆円に増加する可能性があるといわれ、世界の自動車市場を凌ぐ勢いである（図16）。

同様の傾向は民間の市場調査機関の調査でも示されていて２０１７年には44兆円に達するという数字が示されている（図17）。こうした複数の似た予測が示されるという背景には世界中で医療への需要が増加している現実をみて、欧米諸国が医療機器市場に熱いまなざしを送っていることを示している。体制が非常に遅れている日本にとって懸念事項でもある。

アメリカの商務省のデータでは、どんな不況のときでも医療機器産業の成長率は落ちたことがない。例えば、オイルショック時でも、株の暴落時にも、さらにＩＴ産業のバブルがはじけた最近の例でも、過去25年間を見渡して、常に医療機器産業は成長を続けており、非常に不況に強い産業でもある（図18）。

さらにアメリカの労働省の推計では、２００６年から２０１６年までの10年間の雇用の伸び率見通しでは、電子産業が大体５％、化学が８％、機械が４％であるのに対して医療機器産業

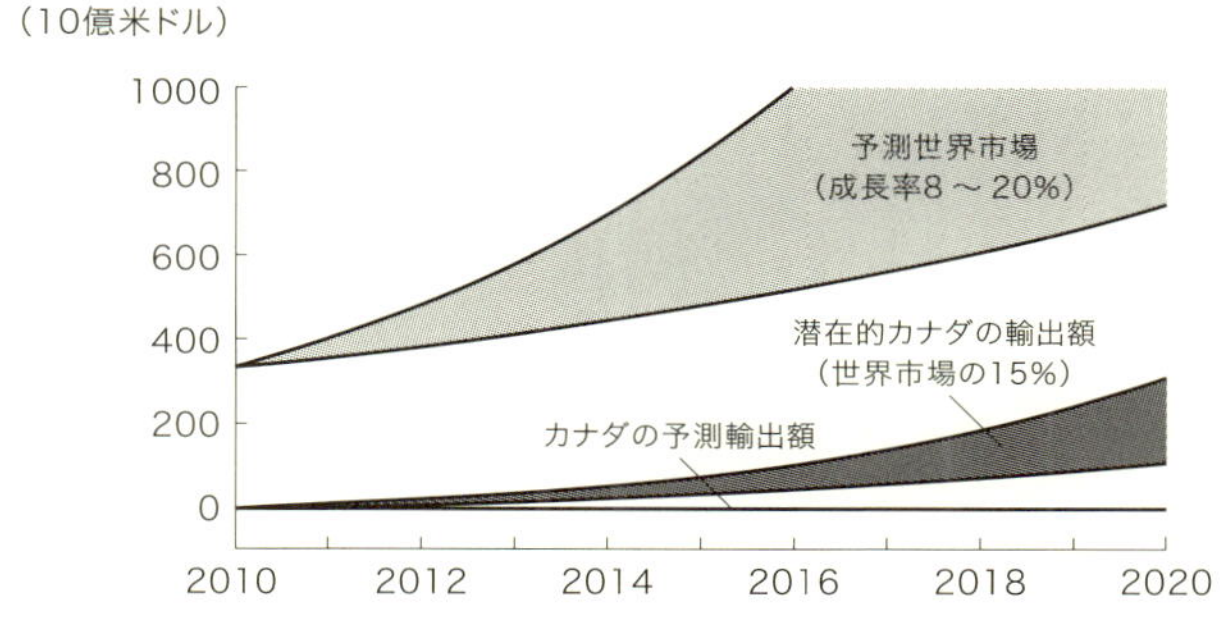

図16　メディカルデバイス（医療機器、医療材料）の市場予測
（カナダのシンクタンクによる）

は21%という高い数字が出ている（図19）。

医療機器産業は雇用にも強く、不況にも強く、また今後の成長が非常に大きく望めるという可能性を持っていると考えられている。しかし日本はその高い技術を医療機器産業（特に治療機器）にほとんど生かし切れていない残念な現状がある。一方では、世界の自動車市場は２０１３年のジェトロ（日本貿易振興機構）による市場予測を見ても、新興国の伸びは期待できるものの、先進国では鈍化傾向が見られて世界全体としての大きな市場拡大は見込めないようである。言い換えれば、日本の医療機器産業は、一時的な景気対策どころか長期にわたって自動車産業以上に日本の輸出の大きなけん引役を果たせるだけでなく、内需拡大もできるポテンシャルを持っていることになる。

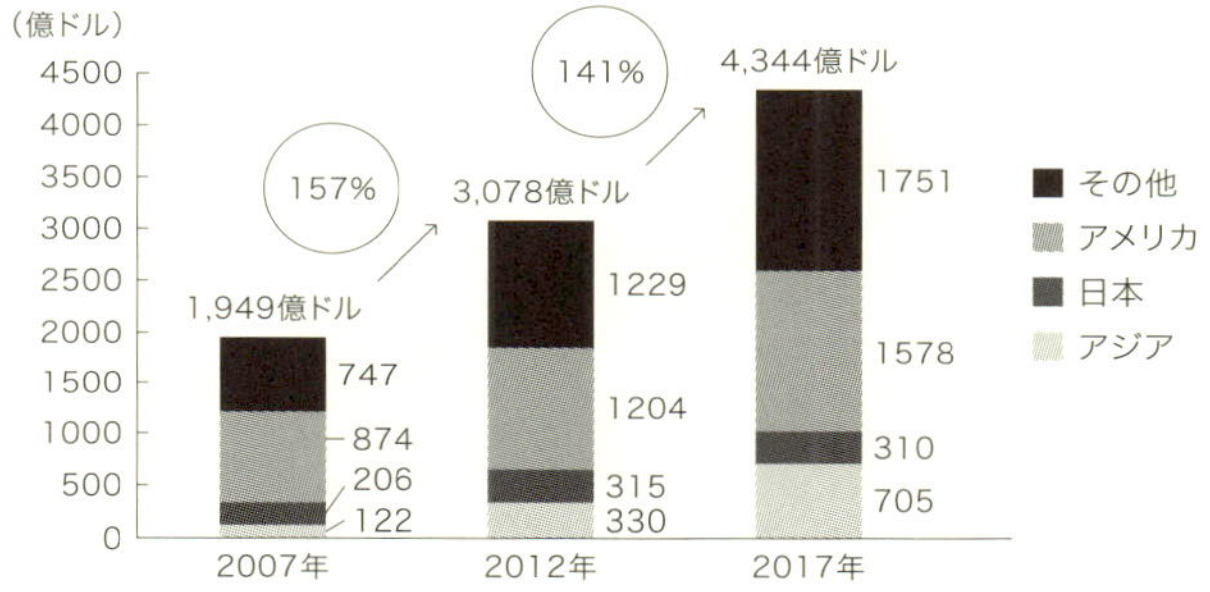

図17　医療機器市場は数年で44兆円に達するという予測
（民間市場調査機関Espicomによる）

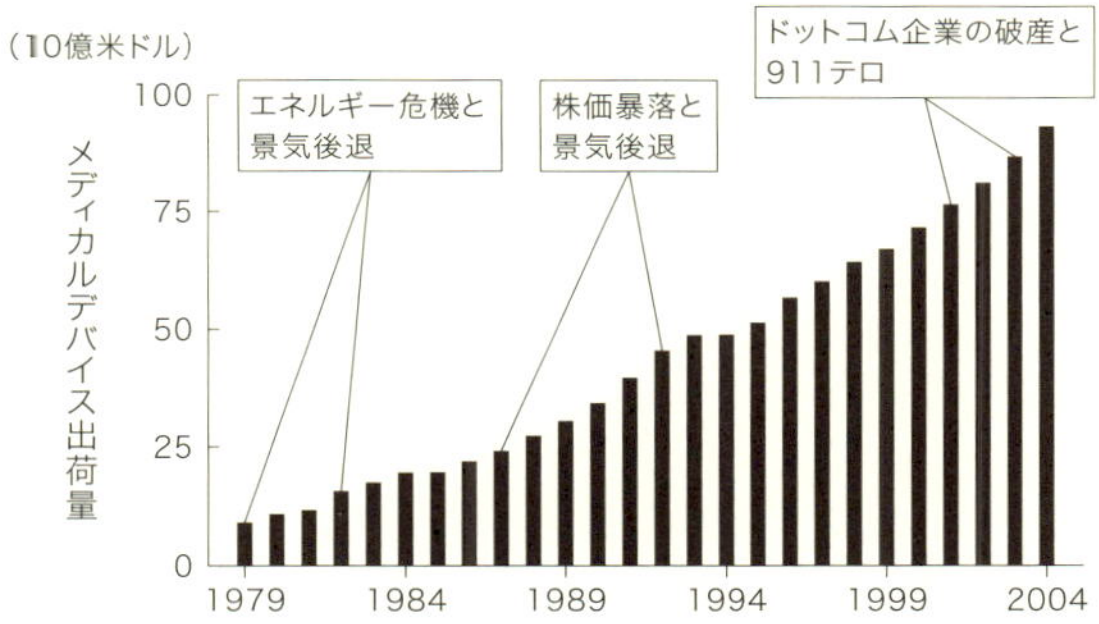

図18　医療機器産業は不況にも強く、一貫した成長を維持している
（アメリカ商務省）

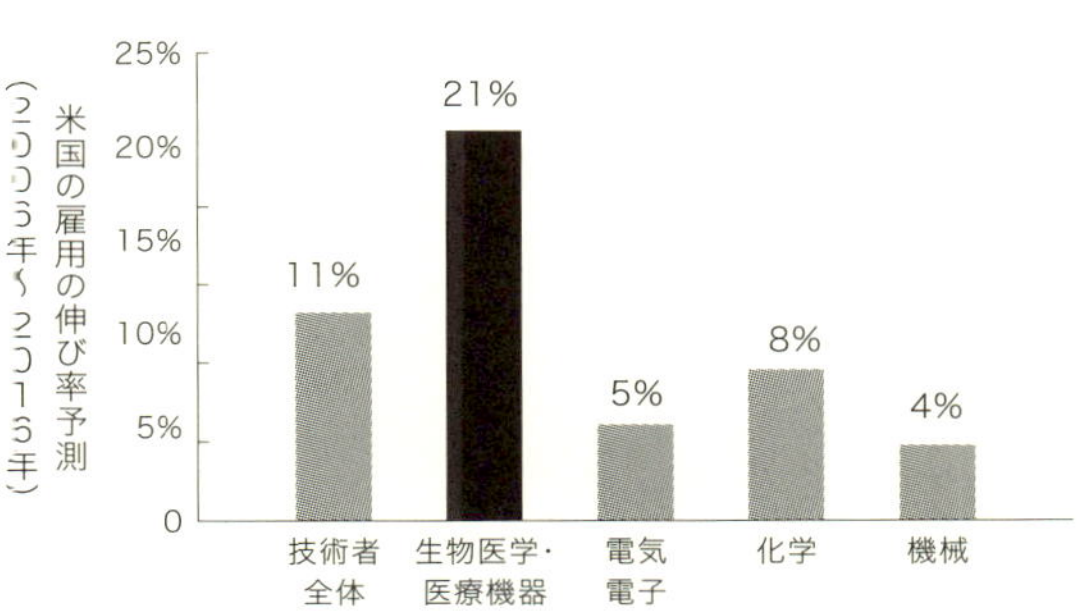

図19　医療機器産業の雇用の伸びは他産業に比べて大きい
（アメリカ労働省）

9

高い技術が医療機器に生かされない日本の残念な状況！

この巨大な医療機器市場を欧米の企業が独占して、患者に多大な恩恵をもたらす高い日本の技術が医療機器に生かされていない現状がある。診断機器分野では比較的健闘しているが、こと治療機器になると日本企業の影は薄い。

日本の製造技術のレベルの高さは世界中で認識されている。例えばGDPを1単位製造するに必要なエネルギー消費量は世界でダントツ少ないこと、燃料電池技術も世界で日本に並ぶ国はなく、その特許数は他の先進国に比べて5倍である。水素を利用した未来の燃料電池搭載車も2014年度末にトヨタが世界に先駆けて販売する予定になっている。大企業だけではなく中小企業で一般に名前が知られていないような会社の技術が世界の市場で大きなシェアを占めている例も数限りない。

一方では日本の医療機器産業は欧米だけでなく、中国、韓国などアジアに比べても著しく取り残され、また疲弊している産業でもある。クラスⅢ、Ⅳの高度管理医療機器に分類される治療機器、先端医療機器、材料などはそのほとんどが、外国製で輸入超過であり、図に見るように日本製は僅かである（図20）。

この背景には患者さんの安全を守るという名目で、医療機器が薬剤と同じ法律で規制されてきたという日本特有の歴史がある。これについては次項で述べる。

医療機器の不具合で患者さんに傷害が起こることは極めてまれ

薬剤は一度体内に入ると深刻な副作用を生じる可能

分類	輸入比率	市場規模（億円）
人工心臓弁および関連機器	100.0%	138
心臓ペースメーカーおよび関連機器	99.6%	251
人工呼吸器	98.4%	369
結紮・縫合用器機器具	98.3%	311
手術用電気機器及び関連装置	94.9%	183
吸収性縫合糸	93.4%	186
集中治療、手術用血圧モニター	91.7%	131
手術用顕微鏡	91.0%	185
骨接合用及び骨手術用器具	87.8%	169
人工関節、人工骨および関連機器	84.2%	1626
ステント	80.1%	655
人工血管	79.8%	219

図20　治療機器では高度管理医療機器のほとんどが輸入品
（薬事工業生産動態統計）

性がある。一方、医療機器の不具合で患者に直接、傷害が起こることは稀で、障害が起こるとすればそのほとんどがヒューマンエラーによる。しかし日本では医療機器の特徴に合わせた審査・承認制度が行われているとは言い難い現状が続いてきた。特に平成16年に審査業務が、独立行政法人医薬品医療機器総合機構（通称ＰＭＤＡ）に移管されるとともに、平成17年に改正薬事法が施行されたことで、この傾向はさらに加速された。このために、海外製品も含めて患者さんに必要な医療機器が医療現場に導入されるのに大きな遅れが生じているだけでなく、高い日本の技術が医療に生かされることも阻まれている。手術ロボットとして世界中に普及しているダビンチは、湾岸戦争で使用されたミサイルの先端部電子頭脳技術を米社が医療に応用したものだが、実はそのコア技術は日本製であるということはあまり知られていない。さらにこれまで手術がきわめて難しかった解離性胸部大動脈瘤に対して、画期的な非侵襲的ステント留置技術（ＴＥＶＡＲ）が日本で開発されたにもかかわらず、製品はすべて外国製である。

現実を無視した医療機器の審査承認制度

日本の高い技術が患者のために生かされていない背景には、患者の安全を確保するという考え方が強く、非現実的なゼロリスクを求める国民性にも原因がある。前述したように医療機器そのものの不具合で患者に傷害が起こることは稀で、医療機器は薬剤と根本的に異なり、患者への直接傷害の原因のほとんどがヒューマンエラーによる。医薬品や医療機器の承認審査を行っているＰＭＤＡは、医療機器による不具合報告が年々増加しているとしている。しかし、その中身を解析しても、患者さんの傷害に直節結び付いたという証拠は最近の事例ではない。この理由は、医療機器のリスクはそれを使用する操作者の技術に影響される因子が非常に大きいからである。この事実はアメリカ麻酔科医協会（The American Society of Anesthesiologists）やアメリカ復員軍人病院患者安全センター（The Veterans Administration Hospital, National Center for Patient Safety Survey）が30年近く集積した膨大なデータベースでも明確に裏付けられている。薬剤は一度、体内に入れば重篤な副作用につながる可能性がるために、市場に出す前に慎重な試験を重ねて完成品を目指す必要があるが、医療機器に完成品という終点はなく、一度市場に出た医療機器も常に改良が試みられ変化を遂げていく。医療機器の審査・承認にはこの観点が必要である。

しかし、現実にはこうした薬剤と医療機器の違いを無視した非現実的な審査が行われてきた。ようやくこうした現状が理解されて医療機器に特化した「医薬品医療機器等法」が昨年秋に成立したが、審査の現場ではなかなかこれまでの慣習にとらわれて必要以上に長い審査が続いているようである。日本の高い技術を医療に応用できる環境整備を図り、また疲弊している医療機器産業と経済の活性化を図ることで成長戦略の大きな原動力になることを政府だけでなく国民全体が理解して現状を変えていく必要がある。

こうした日本の現状を示す典型的な例を二つ挙げてみよう。

一つは現在、世界中で一世を風靡している手術用ロボットのダビンチである（図21）。もともと軍事技術を民間が応用したものでアメリカのIntuitive Surgical社の製品で、1台3億円もする高価な機器である。

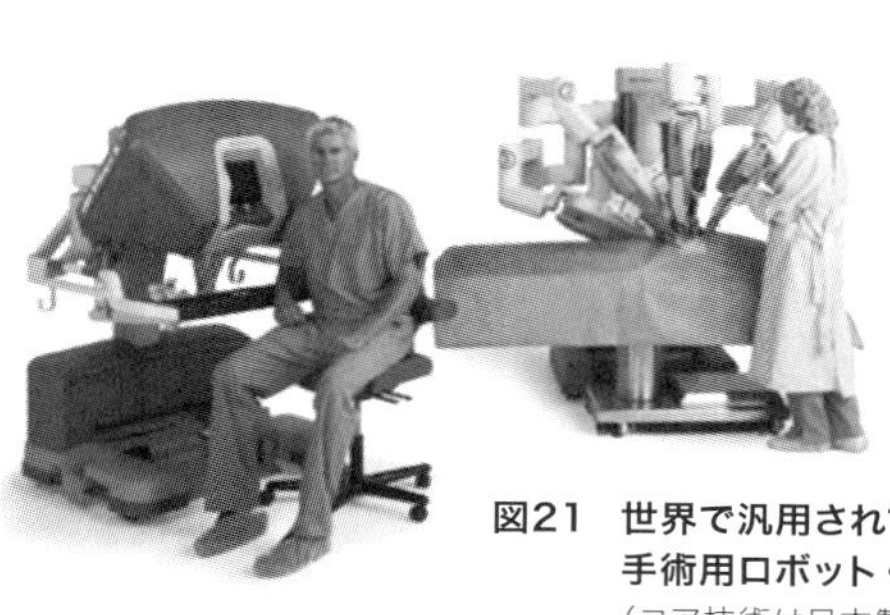

図21　世界で汎用されている手術用ロボット・ダビンチ
（コア技術は日本製、製品はアメリカ製）

外科医の視野が明瞭で、精度の高い技術が要求される微細手術でも手振れが少なく確実で安全な処置が可能であることから、外科、泌尿器科、婦人科と次々と応用が広がり、日本にも150台も輸入されている。しかし、この機器のコア技術は実は日本製であるということは専門家の間では周知の事実である。開発した会社は軍事技術に関係しているという理由なのか、完全に秘密を守って自社名を明かさない。現状に合わない日本の規制が、こうした日本の最先端技術が医療機器に応用されることを妨げているのである。

もう一つの例は、詰まった動脈の再開に汎用されている血管ステントと呼ばれる製品である。血管ステントとは、心筋梗塞や狭心症などの冠動脈疾患、下肢の動脈や頸動脈の閉塞という一連の血管疾患の治療で、詰まった血管を中から押し広げる装置である。この装置をカテーテルの先端に折りたたんだ状態で装着して閉塞部分まで運び、ここで内側からカテーテルの先端のバルーンを膨らませてステントを留置するというわけである。患者にとっては大手術をせずに血管の中からこれを挿入することで治療できるわけだから大きなメリットがある。ステントにはこれまで金属製のものが用いられていたが、このステント部分に血液凝塊が溜まり、再閉塞することもあり、その際の対応が難しかった。この問題を日本の会社（株式会社京都医療設計）が世界に先駆けて素晴らしい技術で解決した。生体のなかで吸収・分解されるという特徴を持つ新しいステントを開発したのである。このステントは、２００７年11月29日に生体吸収性ステントして世界で初めてヨーロッパで発売された（図22）。その時は下肢の動脈に限られていたが、現在は10か国以上で冠動脈や頸動脈にも使用されていてこうした疾患で苦しむ患者にとって恩恵は非常に大きい。ヨーロッパで最初に承認発売されたのは後述するようにＣＥマークという合理的な民間の審査・承認制度が確立されているからである。残念ながら日本の非現実的な審査承認制度のために時間と費用がかさむことが障壁となってこの会社は申請することを初めから諦めているのである。貴重な日本の製品の恩恵が日本の患者に届かないのである。著者は日本の審査・承認制度もＥＵ式で十分機能すると考えている。

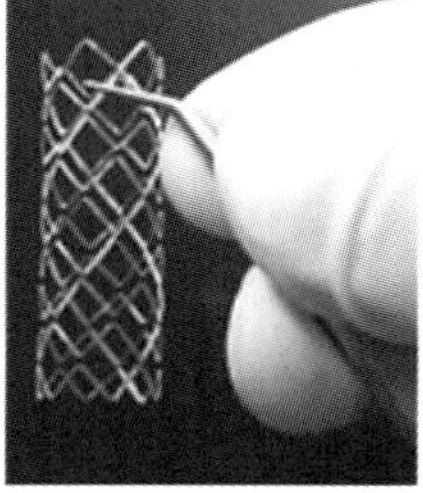

図22　生体吸収性ステント
（狭くなった血管を拡張させる医療機器）

日本が開発した画期的な製品だが欧州の10か国以上の医療現場で利用されているのに規制が厳しい日本では販売もされていない。

欧米の審査承認制度は効率的で産業振興を目指す

アメリカやEUでは前述した薬剤と異なる医療機器の特殊性が行政にも明確に認識されていて、審査承認制度も政策もすべて医療産業を振興し、かつ最新技術を搭載した医療機器が迅速に安全に医療現場や患者のもとに届くようにデザインされている。アメリカの政府機関であるFDAは、医療機器の審査・認証システムに時間がかかり、非効率で必要以上に厳しいとの批判を受けてきた。これを受けてアメリカ議会は次々と新しい法律を通し（医療機器修正法1976年、医療機器安全法1990年、FDA近代化法1997年、医療機器ユーザーフィー及び近代化法2002年など一連の改革法）、問題点の是正を図って来ていて、審査承認のスピードも非常に改善してきている。

一方、EUではCEマークと呼ばれる第三者認証制度（民間認証機関、Notified Bodyによる認証）で運営されていて、純粋に安全が関わる重要事項にのみ行政が関わる仕組みになっている。

お隣の韓国でさえ、欧米方式を取り入れて2003年に最初の医療機器法が制定されて、その後現状に合わせて年々改訂され、審査・承認期間は非常に速くなっている。

こうした仕組みがアメリカやEUが世界の医療機器市場を席巻している原動力になっている。これらの国々以上に高い技術を誇ってきた日本が、こと医療機器に限っては世界に大きく後れを取っていることは誠に残念なことである。

繰り返しになるが世界の医療機器市場は近い将来、自動車市場を超えることが予測されているのである。政治家やいわゆる有識者たちがこのことさえ認識できれば日本の将来は明るいのである。

改正薬事法の〝医療機器法〟が施行

日本の医療機器の審査承認制度は長い間、根本的な改善を求める多くの批判を受けながら一向に改善する動きを見せなかったが、ようやく平成25年秋に自民党を中心とした超党派の国会議員による努力で改正薬事法（平成26年11月27日法律第84号）が国会を通過し、改善への動きに期待が持てる状況になった。この改正で、薬事法は法律名を医薬品医療機器等法と変え、また医療機器に関する主な条項を医薬品と別章建てにするなどして、平成26年11月25日から施行されている。

加えて医療器産業振興法ともいうべき「国民が受ける医療の質の向上のための医療機器の研究開発及び普及の促進に関する法律」が平成26年6月27日法律第99号として公布された。

我々多くの国民の意見をようやく行政が受け入れてくれた形だが、実際の審査承認は厚生労働省やPMDAが通知などにより運用していく。遅い審査、承認をどう変えていくのか、現時点では予測がつきにくい。国民がこれからも監視を続けていかなければならない。

10

男女格差解消だけで日本のGDPは16%も拡大する!

東京都議会で女性蔑視のヤジが問題になったが世界経済フォーラム(ダボス会議の主催者)によると日本の男女格差は世界で突出しており、女性参画の度合いは128か国中105位と極めて低い位置にあることを読者はご存じであろうか。毎年ダボス会議を主催している世界経済フォーラムのデータでは欧米の国々だけでなくアジアに限っても日本よりも女性の社会参画が遅れている国は唯一韓国のみである(表4)。この事実がどれだけ日本の経済を棄損しているか計り知れない。

男女格差に対する意識レベルが低い日本の政治の現場でも女性の参画は非常に遅れている。女性国会議員の比率は世界で125位、

表4　男女格差の世界ランキング
政治、経済、保健衛生、教育面の総合評価2013年度
(世界経済フォーラム)

順位	国
1	アイスランド
2	フィンランド
3	ノルウェー
4	スウェーデン
5	フィリッピン
6	アイルランド

順位	国
23	アメリカ
69	中国
73	ベトナム
105	日本
111	韓国

たった11％という現実がある（表5）。

　幸いにして安倍政権は男女格差の解消にあらゆる角度から取り組むと明言している。少なくとも公務員については管理職あるいは指導的立場の女性を現在の24・5％から2020年には30％に増やす政府目標を掲げている。また大手企業も女性の管理職を今後3倍から5倍に増やす方針を次々と打ち出している。男女格差を解消することは日本が解決しなければならない非常に重要な課題である。なぜならば女性の社会進出が大幅に改善すれば国民のワーク・ライフ・バランスが改善するだけでなく経済成長率が大幅に上昇し、労働生産性も上がることがわかっているからである。女性労働者の雇用が男性と同じになれば、日本のGDPは16％拡大するという分析がある（ゴールドマンサックス社、global economic paper, 2007年）。これは日本のみに限ったことではなく、日本よりは女性の社会進出が進んでいる言われるアメリカやヨーロッパでさえ男女格差は現実に存在して、これを解消できればGDPは大きく拡大すると報告されている。また、社会のあらゆる男女格差が取り除

表5　世界の女性国会議員の％比率
（列国議会同盟：IPU Inter-Parliamentary Union, 2011年）

順位	国	比率
1	ルワンダ	56
2	アンドラ	54
3	スウェーデン	45
5	キューバ	43
6	アイスランド	43
7	フィンランド	43

順位	国	比率
8	ノルウェー	40
21	ドイツ	33
76	フランス	19
89	アメリカ	17
125	日本	11

かれれば、一人あたりの労働生産性は40%も向上すると言われる（The World Bank：Gender Equality and Development 2012）。OECDのデータをみても男女共同参画を実現している国々の労働生産性は日本よりはるかに高い（図23）。

さらに女性の社会参画が進んだ国では出生率が上がり、少子化に歯止めがかかっている（表6）。男女平等が実現すれば所帯の収入が上がり、女性が出産する余裕ができるとともに男性の長時間労働も解消されて夫婦が育児に十分な時間を割くことが可能になるからである。まさにウィンウィン状態である。

日本女性の社会進出が遅れているもっとも大きな原因は、男女格差問題に対する社会の認識不足と働く形態にある。ヨーロッパ、特

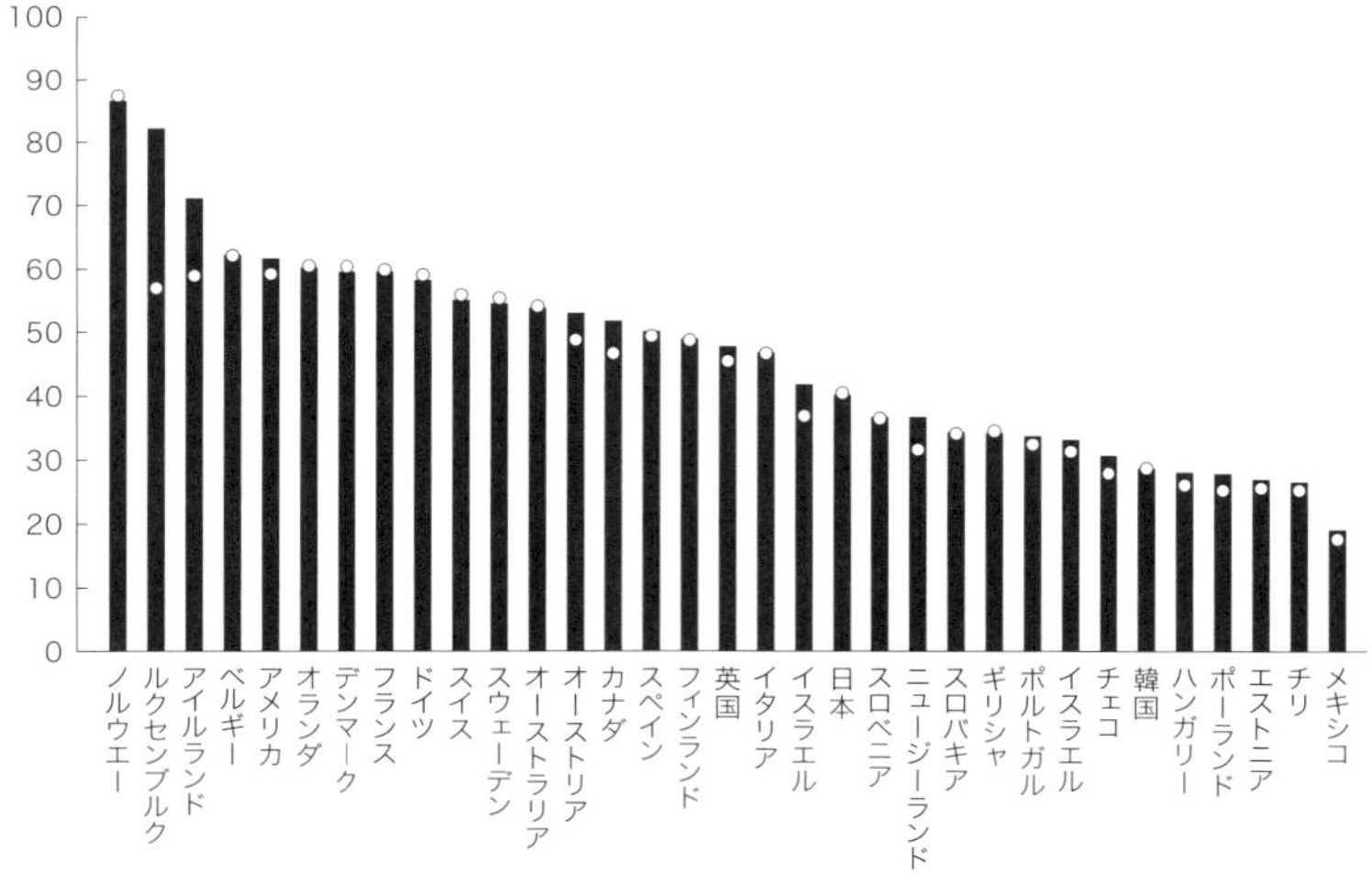

図23　労働生産性の各国比較
（OECD compendium of productivity indicators, 2013）

縦軸は国民一人あたりのGDPを国民一人あたりの労働時間で割った値。1位ノルウェー、7位デンマーク、11位スウェーデン。日本は21位で労働生産性は低い。

に北欧の国々で女性の社会進出率が高いのは、国を挙げた男女平等への強い意志があること、さらに働く形態が日本と大きく違うことが挙げられる。加盟国の遵守が求められるＥＵの労働時間指令は、労働者の健康と安全の保護を目的とし、一日の休息時間（最低連続11時間）、最長労働時間（平均して週48時間を超えないなど）が定められている。男女平等の旗印のもとに女性の社会参画を実現させた国々はワーク・ライフ・バランスを維持する観点から長時間労働を避けるためのきめ細かい政策が取られている。ヨーロッパ諸国では、法定労働時間を定め、労働時間を直接規制しているほか、育児休業制度、充実した保育サービスなど女性支援と言いうよりも家族支援制度がしっかりしている。男女ともに長時間労働を強いられることがないために、男性が家事、育児に参画しやすい仕組みであり、その結果女性が働きやすい社会環境が確立している。

表6　主な国々の合計特殊出生率
（各国の年齢による人口構成の差を考慮した出生率）
（WHOデータ2013年版）

アメリカ	2.1	イギリス	1.9
フランス	2.0	中国	1.6
デンマーク	1.9	イタリア	1.5
ノルウェー	1.9	ドイツ	1.4
フィンランド	1.9	日本	1.4
スウェーデン	1.9	韓国	1.4

男女が社会に共同参画している国は出生率が高い。中国の数字は明確でなく中国国家統計局人口・就業統計司が2012年夏に公表した第6回国勢調査では1.18%となっている。

11

男性の長時間労働は労働生産性を下げるだけでなく女性の社会参画の障害となる！

日本のように男性が残業をさせられて帰宅が遅くなれば夫婦共稼ぎで家事、育児、保育園や幼稚園の子供のお迎えなどを二人でシェアすることは不可能である。ＯＥＣＤデータに見られるように長時間労働は生産性も悪い。朝から夜遅くまで連続して働けば集中力が落ちてしまうのは当然のことであろう。この長時間の延長労働をやめてこの分を女性の社会参画で担ってもらえば男性も早く帰宅できるし、家事や育児にも参加できる。保育園への児童のお迎えも夫婦が分担できるし、時間当たり労働生産性も上がるというわけである。こうした労働形態が北欧で実際に行われているのである。

一方、保育園の不足は深刻で待機児童の数は、厚労省の統計では2014年3月時点で4万4000人とされているが、実際には保育園があっても住まいや働く場所とのミスマッチ、両親など親族に依存するなどで保育所入所をあきらめている所帯を入れれば、潜在的待機児童数は厚労省の発表よりはるかに多いともいわれている。2013年の夫婦共稼ぎ所帯の数は1065万にも上っている。この数から考えても保育所の必要実数はとても数万では収まらないことが推測される（厚生労働省、「国民生活基礎調査の概況」）。

日本の合計特殊出生率（比較する各国の人口の年齢構成の差を最小限にして計算した出生率）は現在1・43で少し持ち直しているが、これは第二団塊世代の女性が40歳を前に駆け込み出産をしたためで、少子化を覆すには程遠い。人口も2008年の1億2808万人から2013年には1億2707万人へ減少している。出生率低下の原因には、収入が少ないから産まないというだけでなく、保育所入園が難しいから今はつくらないでおこうという可能性もあり、保育所不足の問題は非常に深刻といえよう。

人口が高齢化する中で在宅介護も急速に増えている。地域包括ケア推進策のなかで急性期、回復期、慢性期、在宅の役割分担の重要性が論議されている。これは正しい方向だが、在宅介護の比重を多くすると女性の働く機会を奪う側面もあることを認識しておくことも大事である。

神戸看護大学岡本祐三教授によると、デンマークの例では家族一人ができる介護できる数は限られているが、専門のヘルパーであれば5人ぐらい可能で、15万人の要介護者を3万人のヘルパーがみている（岡本祐三、高齢者医療と福祉、岩波新書、２０１３）。働き手が介護をせざるを得ない状況が増えれば家計収入は減るし、国家にとっても労働力の大きな損失である。女性の社会進出にとっても障害になる。デンマークでは在宅ケア中心であり、高齢者の住み慣れた自宅での暮らしを尊重するためにも、ホームヘルパーの充実を図っていった。この制度の充実によって女性が親の介護のために家庭に縛られることがなくなって、女性の社会進出が加速された。労働人口も大幅に増えることになったわけである。

一方、生活大国のお手本とされるスウェーデンでは、1992年から1994年にかけてエーデルリフォームと呼ばれる社会保障改革と行財政改革が平衡して行われて、介護はすべて財源と権限を持つコミューン（市町村）と呼ばれる地方自治体によって行われるようになった。介護の負担を家庭から公共施設へ移して、サービスホーム、グループホーム、ナーシングホームと高齢者の状態によって適切な住居を準備して、すべて公務員が高齢者の世話をするシステムを確立していった。民間が運営し、多額の資金を用意しなければ入所できない日本の老人マンションとは根本的に異なるのである（竹崎孜、スウェーデンは何故生活大国になれたのか、あけび書房、1999）。

女性の社会進出には保育所の整備・充実も重要な要素で、スウェーデンでは上記コミューンの運営する保育所が非常によく整備されているという。日本も目先の利害にとらわれずに、こうした大所高所から介護制度を考えるべきではなかろうか。賢明な介護への投資は結果として国を豊かにすることを認識する必要がある。社会保障を国の負債と考えて負の面ばかり強調すると大局を見失うことになる（鈴木亘、社会保障亡国

論、講談社現代新書、２０１４）

経団連は日本の企業団体でもっとも大きくリーディング的役割を担っているはずだが、１９９５年以来女性の社会進出に力を入れてきているといいながら、新任の会長の所信表明を聞いても法人税減税を強調するだけで、このような重要な課題に触れた話は一度も聞いたことがない。〝おねだり経団連〟と揶揄されても仕方がないだろう。

今年6月の東京都議会における女性議員に対するセクハラ野次の例を見ても、選挙で選ばれた議員たちの意識レベルの低さにはあきれるばかりである。一方、昨年の都知事選の候補であった防衛相出身の田母神俊雄氏が「女性の社会進出が少子化を招いた」と自身のブログに書いている事実（２０１４年４月21日）は、世界の現状を理解していない幼稚な議論と言わざるを得ない。男女共同参画を実現している北欧の国々の出生率が、日本よりずっと高い現状さえ分かっておられないようである。

日本の男女格差が世界１０５位であるのには、こうした政治家やオピニオンリーダーでさえ意識が低い背景があるのである。こうした背景を反映して日本では大学卒業をした女性の就業率はＯＥＣＤ平均に比較してかなり低い（図24）。

人口の半分である有能な女性たちが社会的役割を果たせないのは国家的損失である。折角、安倍首相が男女格差解消を政策に掲げているのに男女格差に対して社会の認識が低いのは嘆かわしいことである。

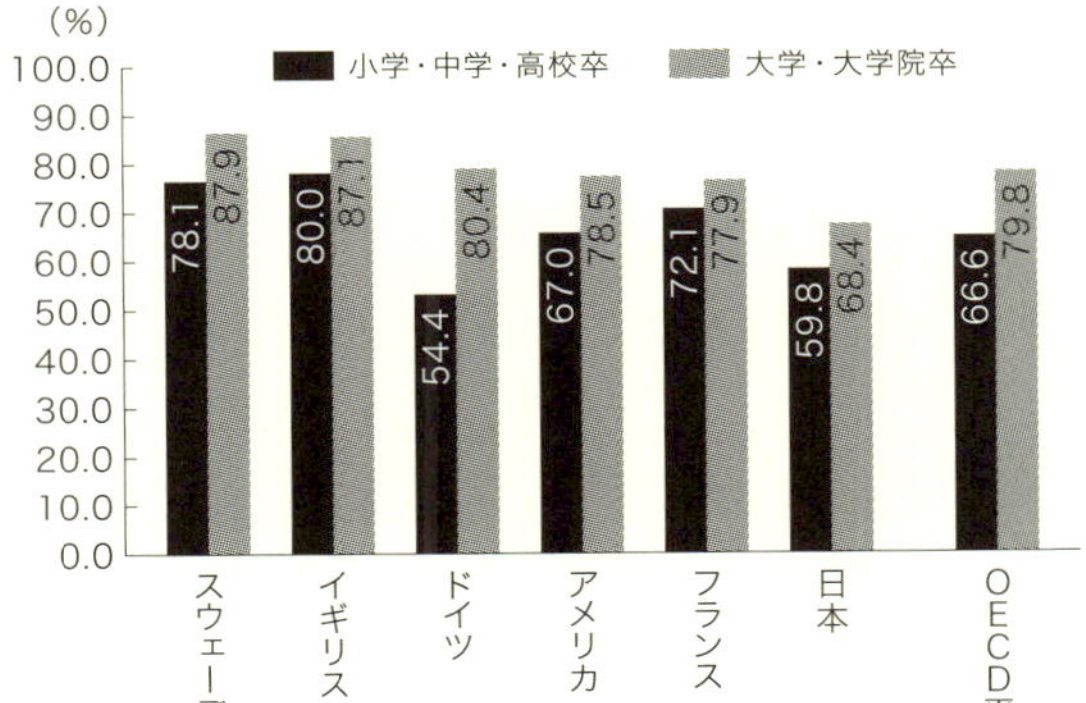

図24　女性の学歴別就業率国際比較
（小林伸行、他：ISFJ政策フォーラム発表論文、17th ～ 18th Dec. 2011がOECD　Education at a Glance 2008を基に作成した図を転載）

12

諸産業の中で最大の雇用母体は医療・福祉であり、特に医療機器産業は巨大なポテンシャルを持つ。この振興を阻んでいるのは旧態依然とした審査・承認制度であって混合診療ではない！

前述したように労働政策研究機構の試算では2010年の医療・福祉分野に従事する労働者数は653万人で、労働人口の10％に及んでいる。毎年の増加率は5％を超えて全20産業中で最大の増加率を示している。同機構はまたこの増加率は維持される可能性が強く、2020年には医療・介護などの福祉分野で働く人は871万人に上ると予測している。国立社会保障・人口問題研究所所長の京極高宣氏によれば雇用創出効果では介護保険は公共投資の約2倍の効果をもち、10兆円の投資で約200万人の新たな雇用が確保できる一方、医療分野では医薬品や検査・

治療機器など成長分野の産業分野への波及効果が期待できるとする。しかし、国民所得に対する社会支出はＥＵの国々に比べて少ない（図25）。

単に社会保障亡国論で不安を煽るのではなく、医療・介護分野が世界的にきわめて大きな市場になっていくこと、非常に効果的な雇用創出分野であることなどを頭において国を挙げて攻めの姿勢で経済を活性化していくことが求められる。

世界で進行している高齢化と人口の健康悪化現象から当然の帰結であるが近い将来に自動車市場を超えると予測される医療機器市場は高い技術を持つ日本の製造業が大きく参入できる場所であり、国家に莫大な利益をもたらすポテンシャルを持っている。著者はこれこそアベノミクス第三の矢の柱とすべきと考える。

規制改革会議は混合診療という国民皆保険制度を壊しかねない安易な解決策を提案しているが、何故に日本の高い技術がこれほど重要で大きな市場に生かされないかをまったく理解していないし、その認識もない。前述したように非現実的な日本の審査・承認制度がこの大きな可能性を阻んでいることを考えてほしい。医薬品医療機器等法が２０１４年11月

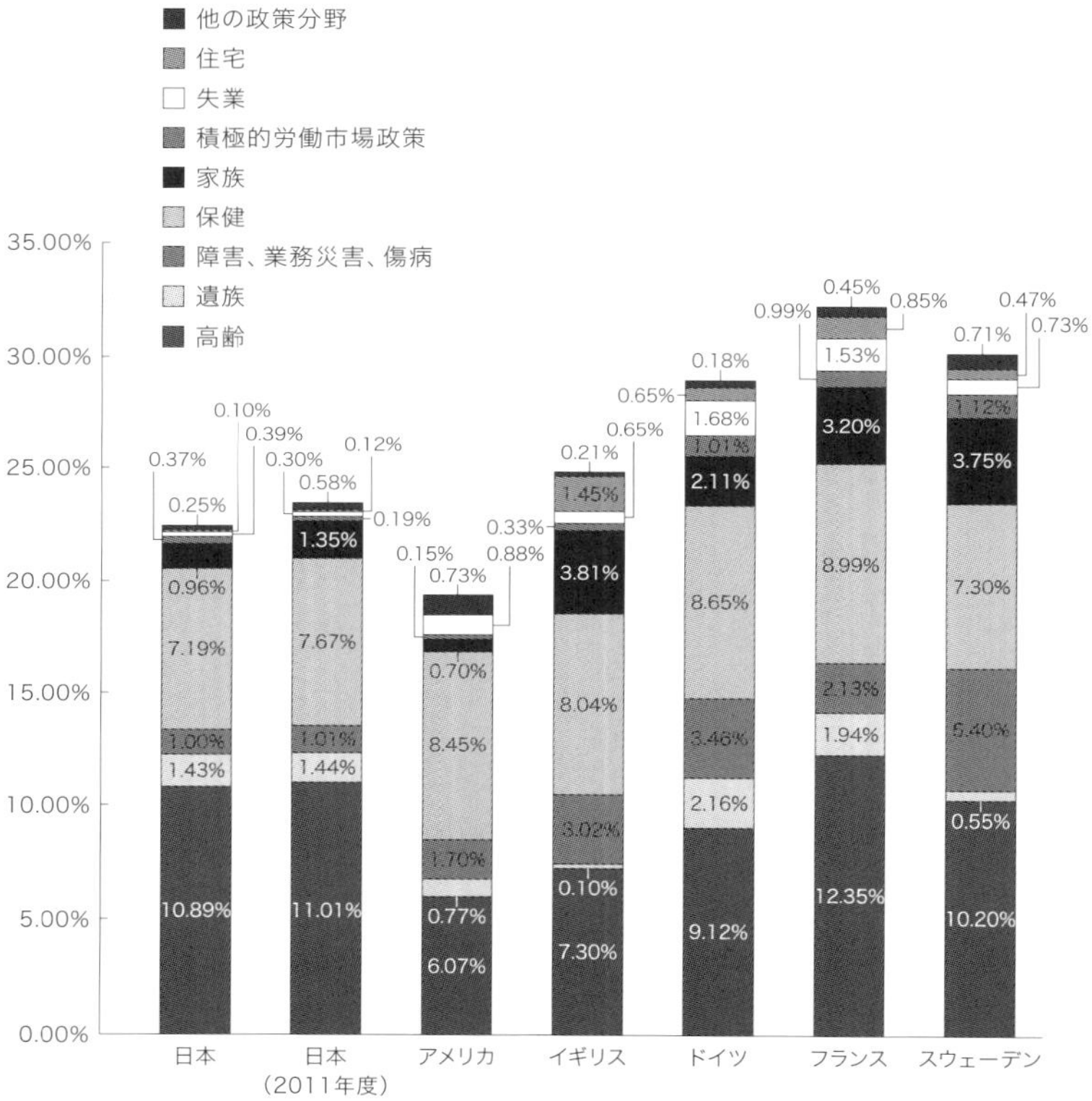

図25　政策分野別社会支出の国際比較（2009年度）
（国立社会保障・人口問題研究所）

25日から施行されたが、これはあくまでも第一歩であって、法律の趣旨が審査・承認の現場で本当に生かされるかどうかは未だ不透明である。この問題が大幅に改善されなければ折角、改正した法律の意味がなくなってしまう。日本経済を大きく成功させるだけでなく国民を幸せにする有効な方法が目の前に存在するのである。いまだに実現していないアベノミクス第三の矢を飛ばせるかどうか、すべては政治と社会がこの事実を認識できるかどうかにかかっている。

第2部では、こうした医療機器の審査・承認制度等について、各分野のエキスパートに具体的な問題提起をしていただき、著者がこれまで述べてきたことと合わせて医療立国が経済を活性化するだけでなく国民を幸せにする重要な方向であることを読者にご理解いただければ幸いである。

第2部

医療機器を取り巻く制度・環境

第1章

医薬品医療機器等法で何がどう変わる？

「医薬品医療機器等法」はまだほんの一歩、もっと抜本的な改革が必要だ

井上政昭

1　はじめに

この本の読者の中には、あまり医療に関わることがなく、医療機器というものをほとんど見たこともない方もおられると思う。経済成長を推し進めている安部政権は、医療を成長産業の柱に位置付けており、近年医療機器産業という言葉が、新聞等に顔を出す機会が増えてきた。日本の医療機器産業の規模は、年間約2・5兆円であり、世界の市場規模と言われている約25兆円のちょうど10％に当たっている。現状では決して大きいとも言えないが、２０１８（平成30）年には45兆円への世界市場拡大が見込まれており、いずれは自動車市場よりも大きくなると予想す

る識者さえいる。図1を見て分かるように、医療機器市場は、年々微増してきているが、もっと劇的な増加が期待されているのである。

図2のように、現状では、医療機器に関する輸出金額よりも輸入金額の方が大きく、いわゆる貿易収支は、年間に約5780億円の赤字となっている。経済産業省は、現在5000億円に満たない輸出金額を、2020（平成32）年までに約3倍の1兆5000億円規模に拡大するという目標を掲げている。目標を掲げるのは簡単であるが、達成するのは、決して容易ではなく、企業の努力だけでは、不可能であろう。これまで、医療機器産業はなぜ停滞していたのかを分析し、成長にブレーキをかけてきた深い要因があったのではないかということを指摘するのが、本章の目的である。

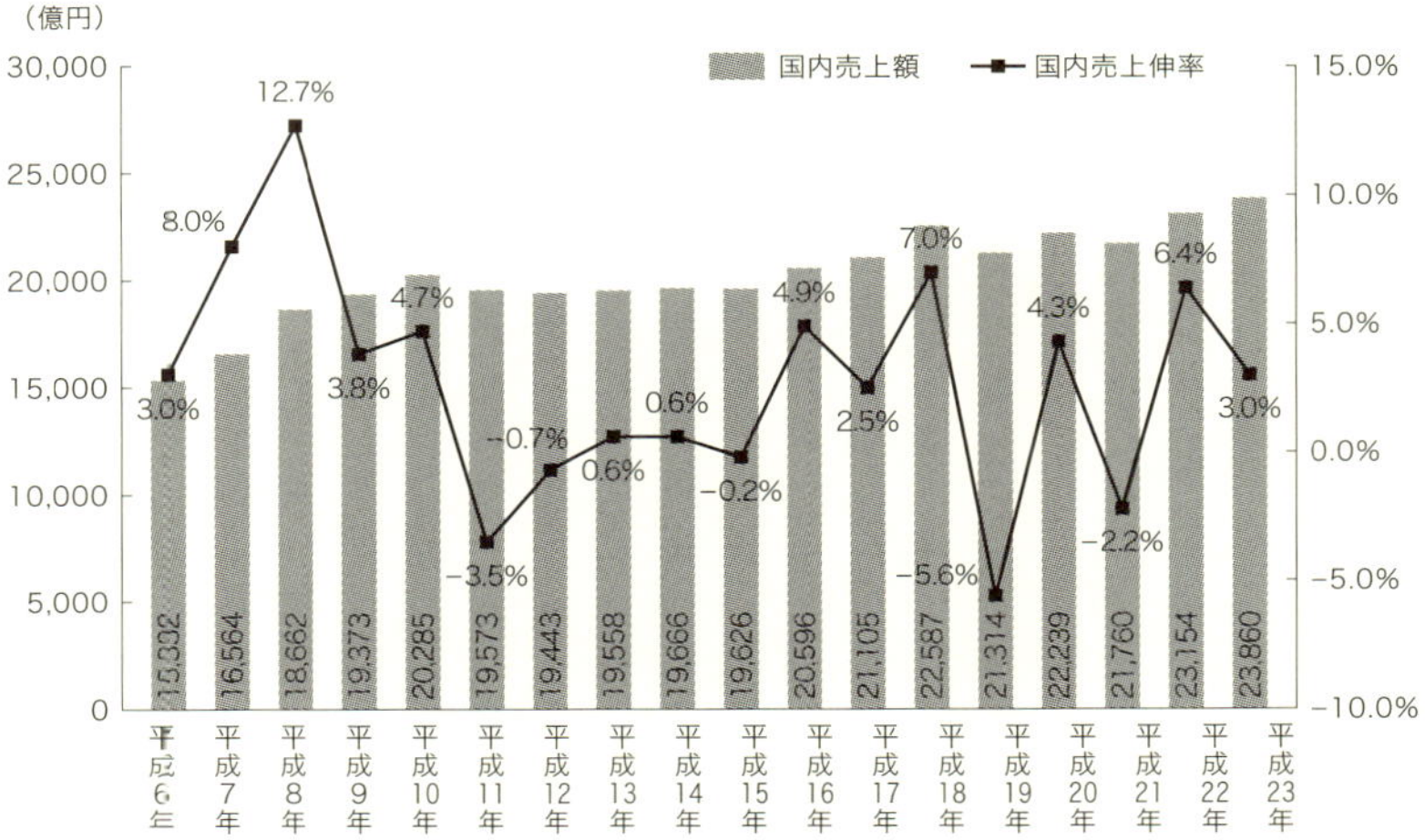

図1　日本の医療機器産業の市場規模
（出典：厚生労働省「医療機器産業ビジョン2013資料編」）

2 「薬事法」による規制

医療機器を規制している法律は、これまで薬事法と呼ばれていた（題名が改正され「医薬品医療機器等法」に。次項参照）ものである。薬事法は、その名の通り「医薬品」を対象として制定された法律であるが、同法の条文の中には、しばしば「医薬品等」という言葉が使用されており、医療機器は、医薬部外品と化粧品とともに、この「等」の中に含まれているのである。医薬品と医療機器は、現代の医療を支える「車の両輪」と言われているように、種々の点で類似しているところも多い。どちらも使用者は医師等に限定されており、その使用場所や目的も共通しているので、同じ法律で規制しても何ら問題はないように思われてきた。しかしながら、

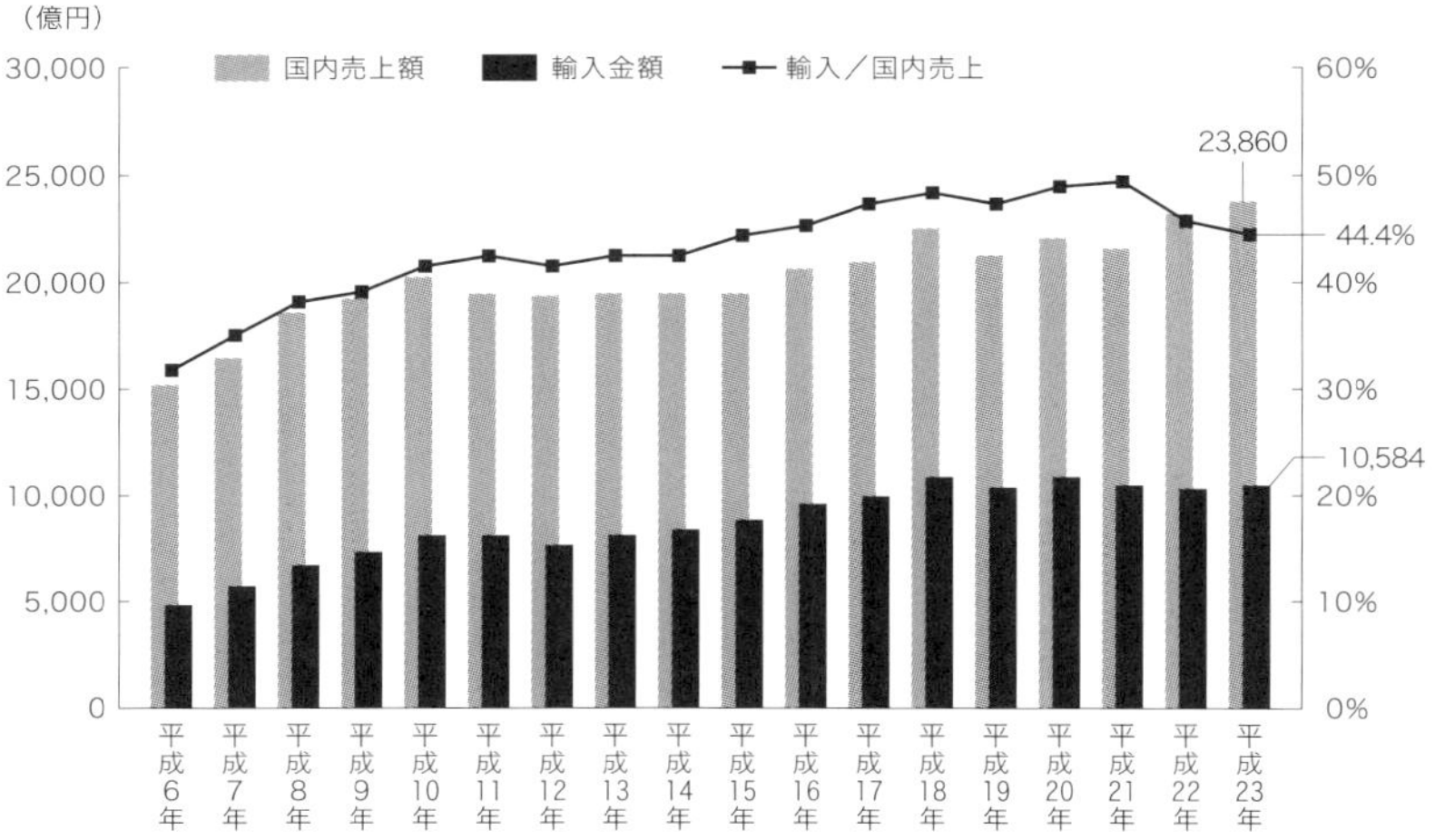

図2　医療機器の国内売上高に占める輸入額の推移
（出典：厚生労働省「医療機器産業ビジョン2013資料編」）

製品自体の特性を比較してみると、両者は非常に異なっているのである。

医薬品は、膨大な資金と長期にわたる開発期間を費やしてその効能効果と安全性を立証した結果、はじめて製造販売されるものであるが、ひとたび出来上がってしまえば単なる物質であり、その構成成分は、化学式で明確に確定されている。また、投与する方法や分量も定められており、どの薬を使用するかは医師の判断によるとしても、使用法における自由度は極めて少ない。一方の医療機器は、その構造や作動原理を見れば、一般の工業製品と何ら違いはない。さらに、これらの医療機器を用いて医療行為を行う場合には、使用方法や使用者の技量によって効能効果や安全性が影響されることを否めないのである。

また医療機器は、上市後も使用者による臨床現場からの要望を取り入れて改善改良を重ねながら、より使いやすく安全なものに発展していくものであり、その過程において安全性が損なわれるということは考えられない。

ところが、医薬品は、たとえわずかであっても一部を変更すれば、それは化学構造を変えることになり、それによってどのような副作用が発生するか予測できないので、厳重な安全性の確認が必要である。また、医薬品の場合は、万が一副作用が発生するという事態に陥ると、広範囲にわたって同時に発生するので、大規模な薬害被害が発生するリスクを持っているが、医療機器の場合は、そのようなことはない。

　以上のような状況から、薬害を防止し安全性を担保するためには、薬事法において厳しい規制が必要であるとされ、原則的には同じ厳しい規制が医療機器にも課されることになる。安全性のことだけを考えるのであれば、安全過ぎることはプラスであったとしても、マイナスにはならないのだが、産業という観点から見ると、話が違ってくる。不必要に過剰な規制は、製品のコストアップや上市時期の遅れにつながり、他国よりも厳しい規制の存在は、海外製品との競争において不利な条件となるなど、これまでの薬事行政は、意図されたものではないとしても、医療機器産業の発展にとって、看過できないマイナスをもたらしてきたと言わざるを得ない。

３　薬害防止と薬事法改正

このたび11年半ぶりに薬事法が大改正され、「医薬品、医療機器等の品質、有効性及び安全性の確保等に関する法律」（略称：医薬品医療機器等法）という名称となり、平成26（２０１４）年11月25日に施行された。今回の改正において、法律の名称に「医療機器」という言葉が入ったことは、医療機器業界にとって画期的なことではあるが、これは医療機器産業の成長を助長するためのほんの一里塚に過ぎず、基本的な問題点はまだまだ解決されていないのである。また、「医薬品等」という表現は、なくなったわけではなく、そのまま残され使用されている。念のためではあるが、筆者は、決して医療機器の有効性・安全性の審査を甘くしてほしいと主張しているわけではなく、医薬品の規制に引きずられることなく、独自に医療機器の特性に合った必要十分な審査体制を構築してほしいと願っているのである。

今回の薬事法改正の背景（医療機器に関係する部分）として、厚生労働省は次の４項目を挙げている。

①　医療機器は、パソコン等の他の機械製品と同様に、短いサイクルで改善・改良が行われた製品が市場に供給される場合が多いことなど、医薬品と異なる特性を有している。

②　新医療機器の開発・実用化については、医療の質の向上に寄与するとともに、我が国の経済成長を牽引する産業分野としても期待されているが、承認・上市に時間がかかる等といった課題も指摘されている。

③　さらに、医療機器の国際展開を進めるためには、国際整合性に配慮する必要がある。

④　このため、医療機器の特性を踏まえた制度改正を行い、医療機器の迅速な実用化と規制の合理化を図ることが必要である。

この中で最も注目されるのは、医療機器が「我が国の経済成長を牽引する産業分野として期待されている」と明記されている点であろう。そもそも薬事法というのは、その歴史を振り返ってみると、医薬品の副作用を防止し、薬害被害を根絶するための「規制法」であり、産業の成長を促進するという目的とは無縁なものであった。それにもかかわらず、この時点において、何故このようなことが実現したかを考察してみると、面白いことがわかってくる。

医薬品を規制する法律は古くから存在していたが、旧薬事法と呼べるものが制定されたのは、戦後間もない昭和23（１９４８）年であり、それから13年後の昭和35（１９６０）年に、現在につながる薬事法が制定された。その後小さな改正は実施されていたが、後を絶たない薬害被害の発生を根本的に防止するため、平成14（２００２）年に大改正が実施された（平成17年施行）。

「薬害」とは、ウィキペディアによると「医薬品の使用による医学的に有害な事象のうち、社会問題となるまでに規模が拡大したもの、中でも特に不適切な医療行政の対応の遅れを非難する際に多く用いられる。」と記されているように、暗に行政への非難の意味が含まれている。確かに、ひとたび薬害が発生すると、国会やマスコミ等で厳しい批判にさらされるのみならず、被害者からは国に対する訴訟が起こされるとともに、厚生労働省の周りには、継続的に座り込みやデモが続けられることになる。

これまで記憶に残る大きな薬害だけでも、次のようなものが発生してきた（表1）。

国は、薬害が発生するたびにその後の防止を誓い、種々の対策を施してきたが、それでも薬害の再発を止めることはできず、被害者団体等の要望もあり、厚生労働省正面には、薬害根絶「誓いの碑」が建立された（図3）。この碑文の中には、「医薬品による悲惨な被害を再び発生させることのないよう医薬品の安全性・有効性の確保に最善の努力を重ねてゆくことをここに銘記する」と刻まれている。

平成17年に施行された改正薬事法は、薬害を防止するための切り札になるはずであった。従来は、「製造業」と「輸入業」および「販売業」で構成されていた業態区分では、実際に製品開発を行った大企業が「販売業」と

表1　薬害

時期	医薬品名	内容
1960年代	サリドマイド	つわりの治療薬。強い催奇性のため 世界中で多数の奇形児を生み出した。
1960年代	キノホルム	整腸剤。服用者に脊髄炎・末梢神経障害のため 下肢対麻痺に陥る例（スモン）が多発した。
1990年代	非加熱血液 凝固因子製	血友病の治療に用いる血液製剤がウイルスで汚染されている 恐れがあるという指摘が無視され、多くのエイズ感染者を出した。
2000年代～	フィブリノゲン	止血目的で投与された血液製剤（血液凝固因子製剤即ち フィブリノゲン製剤、非加熱第IX因子製剤）による C型肝炎（非A非B型肝炎）の感染被害が発生した。
2000年代～	イレッサ	夢の新薬とも言われた肺ガン治療薬イレッサで、たくさんの 患者が重篤な副作用である間質性肺炎の被害に遭った。

なり、製造を他の「製造業」に委託する場合等において、責任の所在が不明確になることもあった。そこで、副作用・不具合が発生したときの対応責任を明確にするため、新たに「製造販売業」という業態を設けたというのが、この改正法の最大の目玉であった。

「製造販売業者」は、製品の開発から、製造、販売、さらには市販後安全管理からリコールまで、製品に関するすべての責任を負わなければならないことになり、これで責任の所在は明確になったのである。あとは、「製造販売業者」を厳しく管理監督すれば、薬害は防止できるはずである。繰り返しになるが、医療機器は、薬事法において「医薬品等」であり、同じ薬事法に規制されているので、このシステムは、当然のことながら医療機器にも適用されることになった。後ほど触れるが、そのために国際整合性において、大きな問題を抱えることになってしまったのである。

ところが、その後も薬害肝炎を防止することはできず、薬害被害を受けた患者の会等の強い要望により、特に情報提供に関する責任を明確にさせるとともに、第三者機関による薬事行政の監視を求めて、平成23

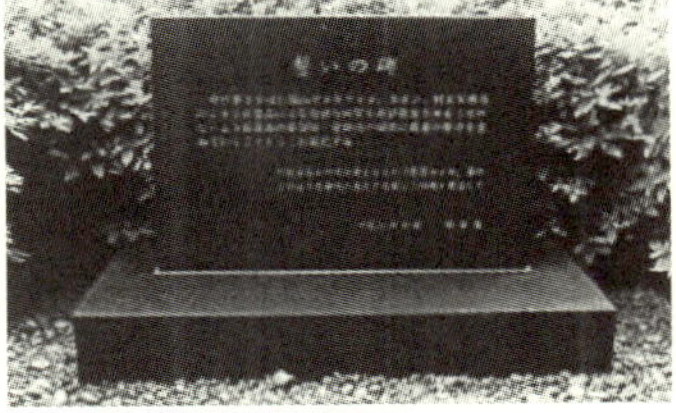

図3　薬害根絶「誓いの碑」

（２０１１）年に「医薬品等制度改正検討部会」が設立され、さらなる安全対策の強化を図ることになった。大幅な薬事法改正を行い、その施行からからわずか６年しかたっていないのに、もう次の改正が検討されたのである。

4　成長産業としての医療機器

さて、話は変わって、その頃日本経済はどん底状態にあえいでいた。リーマンショックに始まり、その後の円高の影響は大きく、自動車や電気製品等それまで日本経済を引っ張ってきた輸出産業は、ことごとく力を失っていた時期である。この状態を何とか打破するために、経済産業省は、平成22（２０１０）年６月に「新成長戦略」を発表し、日本の持っている強みを活かした成長産業として、次の二つを打ち出したのである。

①「グリーン・イノベーション」による環境・エネルギー大国戦略
②「ライフ・イノベーション」による健康大国戦略

そして、「ライフ・イノベーション」の柱として、医療・介護・健康関連産業を「成長牽引産業」と位置づけ、革新的な医薬品、医療、介護技術の研究開発推進と、アジア等海外市場への展開促進を図ることにより、２０２０（平成32）年までに、新規市場50兆円、新規雇用２８４万人を創出するという途轍もない計画を発表した。

医療機器業界は、長年にわたって医薬品と医療機器との本質的な違いを訴えるとともに、医療機器を薬事法から分離して、独立した医療機器法の成立を主張してきたが、それまで行政からは、そんなことは永遠にありえないという対応を受けていた。

平成19（２００７）年より平成21（２００９）年にかけて、「医療立国論」、「医療立国論Ⅱ」、「医療立国論Ⅲ」、という3部作を出版し、医療機器こそ日本経済再生のための切り札であることを主張してきた大村昭人帝京大学名誉教授は、平成23（２０１１）年9月に「なぜ患者に届かない？いのちを守る医療機器」という画期的な本を発表した（図４）。やや刺激的な内容も含まれているが、医療機器産業を発展させるためには、国の仕組みを変えることが必要であり、医療機器を薬事法により規

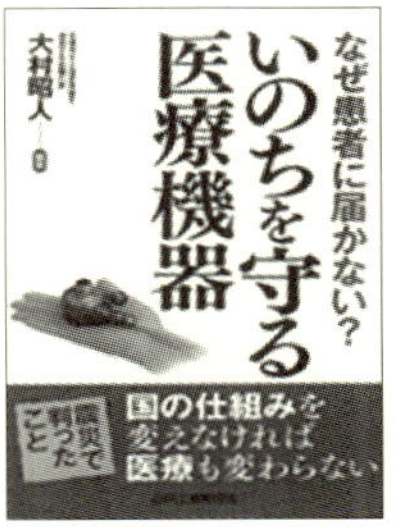

図4　大村昭人
『なぜ患者に届かない？
いのちを守る医療機器』
（日刊工業新聞社、2011）

制するのを止めて、新たに「医療機器法」を制定する重要性を強く訴えた。この本は、党派を超えて政治の流れに大きな影響を及ぼし、医療機器を日本経済再生の牽引産業にするためには「医療機器法」が必須要件であるという強力な政治的ベクトルが形成されるきっかけとなったのである。

新しい法律を制定するには、かなりの時間を要する。ちょうどその頃、天の恵みか歴史のいたずらか、前述のように薬害防止のための薬事法改正がスケジュール化されており、それでは同じ薬事法改正の中で、できるだけ医療機器を医薬品と分離して、規制緩和を図り、産業発展を期そうということに落ち着いた。「新成長戦略」が発表されたのは、民主党政権の時代である。その後に政権が自民党に移ると、安部内閣は、それ以前にも増して医療機器産業の発展を重要政策に位置づけ、再生医療関連製品や、単独プログラムを医療機器とする等の変更も含めて、今回の改正薬事法（医薬品医療機器等法）施行となったのである。

5　医薬品医療機器等法の内容と医療機器産業

それでは、平成26（２０１４）年11月25日から「医薬品医療機器等法」として施行された改正薬事法の内容はどのようなものであり、どこが改正されたのであろうか？　そして、これにより医療機器産業は、大きく成長することができるのであろうか？

▼１　目的と責務

第1条（目的）に「保健衛生上の危害の発生及び拡大の防止（のために必要な規制を行う）」という文言が追加され、また、次のように第1条の2から第1条の6に国から国民までそれぞれの責務・役割分担が記載された。これは、今回の薬事法改正のきっかけとなった「薬害防止」を図るためのものであろう。

（国の責務）

第1条の2　国は、この法律の目的を達成するため、医薬品等の品質、有効性及び安全性の確保、これらの使用による保健衛生上の危害の発生及び拡大の防止その他の必要な施策を策定し、及び実施しなければならない。

（都道府県等の責務）

第1条の3　都道府県、地域保健法（昭和22年法律第101号）第5条第1項の政令で定める市（以下「保健所を設置する市」という。）及び特別区は、前条の施策に関し、国との適切な役割分担を踏まえて、当該地域の状況に応じた施策を策定し、及び実施しなければならない。

（医薬品等関連事業者等の責務）

第1条の4　医薬品等の製造販売、製造（小分けを含む。以下同じ。）、販売、貸与若しくは修理を業として行う者、第4条第1項の許可を受けた者（以下「薬局開設者」という。）又は病院、診療所若しくは飼育動物診療施設（獣医療法（平成4年法律第46号）第2条第2項に規定する診療施設をいい、往診のみによって獣医師に飼育動物の診療業務を行わせる者の住所を含む。以下同じ。）の開設者は、その相互間の情報交換を行うことその他の必要な措置を講ずることにより、医薬品等の品質、有効性及び安全性の確保並びにこれらの使用による保健衛生上の危害の発生及び拡大の防止に努めなければならない。

（医薬関係者の責務）

第1条の5　医師、歯科医師、薬剤師、獣医師その他の医薬関係者は、医薬品等の有効性及び安全性その他これらの適正な使用に関する知識と理解を深めるとともに、これらの使用の対象者（動物への使用にあっては、その所有者又は管理者。第68条の4、第68条の7第3項及び第4項、第68条の21並びに第68条の22第3項及び第4項において同じ。）及びこれらを購入し、又は譲り受けようとする者に対し、これらの適正な使用に関する事項に関する正確かつ適切な情報の提供に努めなければならない。

（国民の役割）

第1条の6　国民は、医薬品等を適正に使用するとともに、これらの有効性及び安全性に関する知識と理解を深めるよう努めなければならない。

▼2　医療機器に関して別個の章を新設

医薬品医療機器等法においては、第5章として「医療機器及び体外診断用医薬品の製造販売業及び製造業等」が新設され、第4章の「医薬品、医薬部外品及び化粧品の製造販売業及び製造業」と分離された。

▼3 製造業の登録制

医療機器を製造するためには、都道府県に医療機器製造業許可申請を行い、製造現場の立ち入り調査を含めて都道府県の審査を受けて、業許可を取得する必要があった。しかし今回の医薬品医療機器等法においては、医療機器製造業は登録制となり、必要な書類を揃えて登録申請すればよいことになった。この点に関しては規制緩和が実施されたといえる。

さらに、これまで必要とされていた製造所の構造設備に関する要件がなくなったことに加え、これまで提出が要求されていた申請者及び担当役員が精神の機能の障害又は麻薬、大麻、あへん若しくは覚せい剤の中毒者であるかないかに関する医師の診断書も不要となり、それに代わって本人の疎明書でよいことになった。このいささか前近代的であった要求事項は、外国製造所の場合にも適用されていたが、外国では個人情報保護の見地から断固として提出を拒否されることが多く、国内も含めて疎明書で良しということになったようである。

▼４　認証への移行

医療機器は、万が一不具合が生じた場合に、患者さんに対してどのような影響があるかによって、四つのクラスに分類されている。

そして、クラスによって医療機器を製造販売するために必要な手続きが異なっている。

クラスⅠは、「届出」でよいので、極めて短期間に製造販売を開始できる。

クラスⅡに属しており認証基準が存在している医療機器にあっては、登録認証機関と呼ばれる第三者機関に認証申請を行い、「認証」を受けることになる。登録認証機関は現在12機関が存在しており、民間機関であるので、自由競争原理も働き、比較的短期間（４ヵ月以内）に安い費用で認証を得ることができる。

表2　クラス分類

クラス分類	薬事法上の分類	リスクの程度	例
クラスⅠ	一般医療機器	副作用又は機能の障害が生じた場合に人の生命や健康に影響を与える恐れがほとんどないもの	救急絆創膏、眼鏡レンズ、ピンセット、X線フィルム、握力計など
クラスⅡ	管理医療機器	副作用又は機能の障害が生じた場合に人の生命や健康に影響を与える恐れがあるもの	補聴器、家庭用電気治療器、輸液セット、電子体温計、電子血圧計、延長チューブ、MRIなど
クラスⅢ	高度管理医療機器	副作用又は機能の障害が生じた場合に人の生命や健康に重大な影響を与える恐れがあるもの	コンタクトレンズ、自己血糖測定器（自己検査用グルコース測定器）、輸液ポンプなど
クラスⅣ			ペースメーカ、冠動脈ステント、中心静脈用カテーテル、人工すい臓、人工心臓弁など

薬事法改正前には、クラスⅡで認証基準のないもの、およびクラスⅢ、クラスⅣは、独立行政法人医薬品医療機器総合機構（ＰＭＤＡ）に承認申請を行い、「承認」を得なければならなかった。この場合は、登録認証機関に比べると審査料も高く、審査期間も長いというのが定説になっている。特に、いつ承認を取得できるかの見通しが立たないので、事業計画を適切に策定できないという不満が海外企業から出されていた。

医薬品医療機器等法では、クラスⅢであっても認証基準が定められれば、登録認証機関による認証に移行できることになっている。これは、医療機器産業界が歓迎する事項であり、大きな規制緩和になるはずであるが、実際にどこまで実現するかは不透明である。そもそも認証基準というのは、行政が準備するものではなく、関連工業会が基準（案）を作成して行政のチェックを受けなければ成立しないし、現実に認証移行を拒否された事例があるとも聞いている。また、行政サイドから発表された認証基準作成のための「基準作成ガイダンス」を見ると、過剰と思われる詳細な技術要件を定め、すべてに同等性評価を求めるというものであり、「規制改革会議」が取りまとめた「医療機器に係る規制改革の推進」に明記されている「より必須な要件に絞った基準を適用する」という方針から全く逸脱している。これでは、認証に移行しても全く規制緩和にはならないと思われる。

▼５ QMS調査の合理化

ＱＭＳとは、Quality Management System の略であり、品質管理監督システムと訳されている。ＱＭＳ省令（平成16年厚生労働省令第１６９号）は、平成16（２００４）年12月17日に施行され、医療機器を製造するためには、原則としてこのＱＭＳ省令に適合することが要求されている。品質管理システムとしては、国際規格であるISO 13485が存在しており、医療機器を世界中どこに輸出する場合でも、このISO 13485に適合していることが必須要件になっている。それにもかかわらず、日本独自のＱＭＳ省令を制定したことは、計り知れないマイナスをもたらし、その後遺症は、今回の薬事法改正においても、残存している。

今回の「医薬品医療機器等法」の施行に合わせて、ＱＭＳ省令も改正され、その第2章はISO 13485と全く同一になった。これによって、国際整合性は果たされるとともに、日本独自の要件は第3章にまとめられたので、わかりやすくはなったが、基本的なボタンのかけ違いは変わらない。前述したように、今回の薬事法改正の背景として、「医療機器の国際展開を進めるためには、国際整合性に配慮する必要がある」ということが挙げられていたが、今回のQMS省令改正は大局的にみると自分でわざわざ国際規格と違うものを作っておいて、何とかそれを国際規格に整合させようと苦労しているという妙な構図である。さらに前述のように、前回の薬事法改正においては、薬害防止のために「製造販売業」という海外にはあまり存在しない業態を新設し、その人的要件として「総括製造販売責任者」、「品質保証責任者」及び「安全管理責任者」の三役を設けたのだが、ISO 13485と同一にしたQMS省令と整合させるために、ISO 13485で定められている「管理監督者」と「管理責任者」を明確にすることが義務づけられた。それ以外にも、製造業には「責任技術者」を定めるという規定が残存しているので、いくらなんでもこんなに責任者ばかりいたのでは、人も足らないし、権限と命令系統が混乱してしまうということから、その解決を図る手段として「兼任を許す」ということに落ち着いたようである。

なぜこんな苦労をしなければならないのであろうか。答えは簡単、しなくてもよいのだ。つまらない意地を張るのは止めて、日本も世界の他の国と同じように、ISO 13485を正規に採用すればよいのである。どうしても日本だけの特別な要件があるのであれば、そこだけを何らかの方法で別に制定することも可能であろう。輸出する相手国から、ISO 13485の適合証コピーを求められたとき、「改正QMS省令の第2章は、ISO 13485と同一です」と説明して、はたして通用するかどうかは疑わしい。

以上のように、全体的には不満があるのだが、今回規制緩和された部分もある。従来は、医療機器の承認又は認証申請を行うたびに、QMS適合性調査が行われていたが、今回「医薬品、医療機器等の品質、有効性及び安全性の確保等に関する法律第23条の2の5第7項第1号に規定する医療機器又は体外診断用医薬品の区分を定める省令」（平成26年厚生労働省令第95号。「製品群区分省令」と略す）というものが制定され、医療機器は大きな区分に分けられた。そして1品目だけＱＭＳ適合性調査に適合すれば、同じ区分に属し、同じ製造所で製造する新たな医療機器の承認又は認証申請に関しては、５年間はＱＭＳ適合性調査が省略されることになった。

しかしながら、それと同時にＱＭＳ適合性調査に要するＰＭＤＡの調査料が大幅に値上げされ、医療機器産業を支えている中小企業には、ますます厳しい状況になってしまった感がある。新製品を開発して世に出すための費用は、安全性試験を含めると、大抵の場合に軽く５００万円を越してしまうことになり、それほど数は出ないが、患者さんに喜んでいただける医療機器は、だんだん消えてしまうかもしれない。市場に生き残るのは、海外の世界的な大企業が製造している既製品のみになってしまい、日本人に適応した細かい医療が受けられなくなることが危惧される。これは日本国民にとって大変に不幸なことである。

日本の医療機器産業は、中小企業によって支えられていることを忘れてはならない。図５のように、医療機器製造販売業の52％は、従業員数が１００人未満の中小企業である。医療機器を日本の成長産業の柱にす

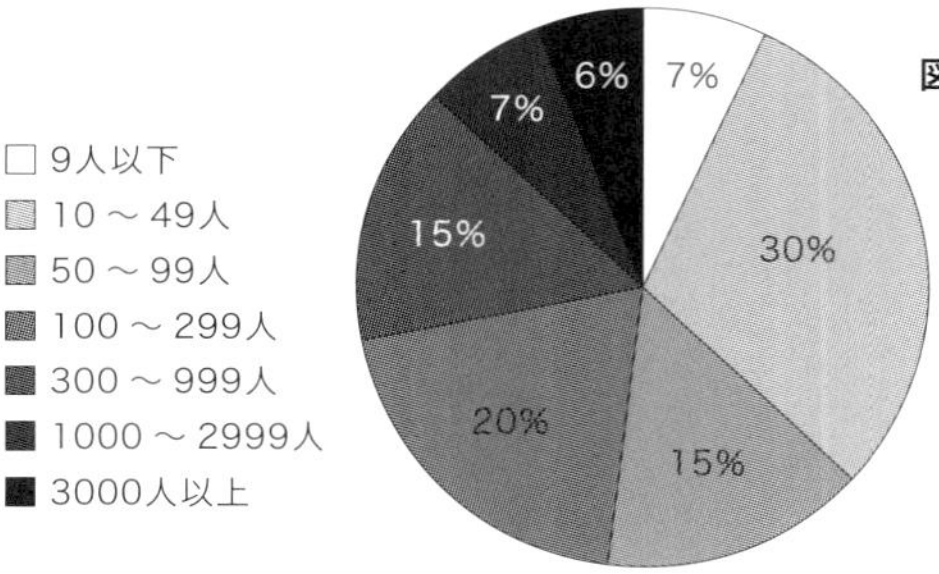

図5　医療機器製造販売業の従業員数
（出典：厚生労働省「平成24年度医薬品・医療機器産業実態調査報告書」）

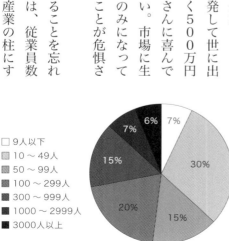

るという掛け声の華やかさに惑わされ、大企業志向の政策を取ってしまうと、これらの中小企業を壊滅させてしまうことになる恐れがあり、再生医療やナノテクノロジー等の先端医療の発展にばかり目を向けるスカイツリー型の発展ではなく、広い裾野から構成されている富士山型の成長を図ることが、極めて重要である。

▼６　添付文書

読者の方々は、薬局で薬を購入して箱を開けてみると、小さく折りたたまれた紙が入っているのをご存知であろうと思う。これが添付文書と言われるものであり、薬事法により必ず添付することが義務づけられてきたものである。これは別名「能書（のうがき）」と呼ばれており、医薬品の場合には、ユーザーに情報を伝える唯一の手段であるのだが、医療機器には、必ず取扱説明書がついているので、重複して添付文書をつけることは必要なさそうな気がする。ところが、ここにも医療機器を医薬品と同じ薬事法で規制してきた弊害が現れており、医療機器だけ例外にすることは許されないということになっている。医療機器についている添付文書は、ほとんど読むこともなく捨てられて、ただ資源の無駄になっていることも多いのではないかと推察される。

今回の医薬品医療機器等法において、医薬品の添付文書に関しては、むしろ規制が厳しくなったのである。すなわち、添付文書の内容を変更する場合には、事前に届出を行い、届出内容の確認を受けることが必要になった。これも薬害防止のための改正の一つである。さすがに、医療機器に対しては、体内埋め込み製品が多いクラスⅣのもののみにこの規制強化が適用され、一方では条件付きではあるが、添付文書を省略することが可能になっており、この部分は規制緩和である。

6　まとめ

医療機器は、素晴らしい進歩を遂げており、現在の医療は医療機器なしには成り立たないと言っても過言ではないであろう。この国民の医療にとって大切な医療機器産業の健全な発展を図るためには、医療機器を医薬品規制の枠から外して、医療機器の特性に合った「医療機器法」を制定することが、絶対に必要である。今回、医療機器産業を伸ばさなければならないという国策により、薬害防止のための薬事法改正に乗っかって「医薬品医療機器等法」という名称に変わり、ある部分では規制緩和が実行されたことは間違いない。しかしながら、今回の改正が、はたして医療機器産業の成長に、大きな後押しとなるのであろうか？　期待される効果は半々であり、次のような傾向が現れると予測される。

① 医療機器製造業となるために、従来の「許可」制が「登録」制となったことにより、近年非常に活発化している、全国の優れた技術を持ったものづくり企業が医療機器に参入するのを助長する。

② 製造販売業者にQMS適合性調査が入るとともに、製造販売業者がその品目の製造業者のQMS適合性を管理する責任が課されることになるので、製造販売業者として存続していくハードルがさらに高くなる。

③ QMS適合性調査に関する改定により、新制度の利点を生かせるのは、ある規模以上でISO 13485も取得した企業であり、例えば5

年間に1品目しか新製品を上市しないような小規模製造販売業者は、業許可を維持していくのが難しくなり、しだいに淘汰されていくことが危惧される。

物事というのは、根本が間違っていると、いくら上っ面を改善しても、いずれはボロが出てきてしまい、うまく行かないものである。筆者には、現状の路線を進んで行っても、幸せな未来は見えてこないのである。根本的な間違いは、次の通りである。

① 国際的に違和感のある「製造販売業」と言う業態を設けたこと。
② 品質マネジメントシステムとして、ISO 13485とは別に、日本だけにしか通用しないQMS省令を制定したこと。

日本は、医療機器の承認を取得するのが極めて難しい国かもしれない。世界の有力医療機器会社は、一時期「Japan Passing」と言って、世界戦略の中で日本市場への参入を後回しにしていたほどである。PMDA

の審査に長い時間がかかることも問題ではあるが、それにも増して、いつ承認を取得できるかわからないということは、企業にとって事業計画を立てられないことを意味しており、この方がもっと重大である。

審査に長い時間がかかる、いつ承認を取得できるかわからないといったことには、多くの原因が混在していると思われるが、とりあえず、審査官が医療機器やそれを使用している医療現場をあまり知らないことに起因していると思われる。そして審査において重要なこととそうでもないこととの間にメリハリをつけることなく、それほど重要でないことの審査に多くの時間と労力をかけている。例えば、後発医療機器の審査においては、既承認医療機器との同等性資料を要求されるのだが、重要でない項目は、既承認医療機器の添付文書等にも記載されていないことが一般であるのに、それにこだわって、審査の本筋と関係の無いところでの照会と回答が延々と続くのである。

筆者は、決してＰＭＤＡの審査官を批判しているのではない。それどころか、審査官は、みんな優秀であり、誠実に真剣に審査をしてくれており、日本の審査レベルは世界一であることを誇りに思っている。改善が必要と思われるのは、そのような審査をさせている体制の方にある。ただし、それについても大いに情状酌量の余地があり、その背景には、日本独特の国民性や、マスコミのおかしな体質がある。ひとたび薬害や医療事故が発生すると、すぐに国の承認責任が問われ、国に対して訴訟が提起されるとともに、マスコミはそれを助長し煽るが如く報道する。これでは、審査官は重箱の隅をつつくなどと言われようとも、あらゆることを確認し、一つのミスもないようにしておかないと、審査の責任を問われるリスクから逃れられないのではないだろうか。諸外国では、承認をおろした国家自身が訴えられることはないと思われるし、アメリカのＦＤＡ（食品医薬品局）の審査官は、審査に関する免責が認められているとのことである。

医薬品や医療機器の承認申請書の内容に関する責任は、申請した企業側にあるのが当然であり、承認後に製造販売する製品の有効性、安全性も企業の責任である。企業は、何か不具合があれば、国から承認された通りのものを製造販売していたとしても、それは企業の責任であるという強い意識を持つように成長しなければならない。

本章の初めの方で述べたように、医薬品と医療機器は、製品自体の特性としては非常に異なっている。医療機器は、専門家に使用されながら、改良改善され、よりよい製品になっていくものであり、一般工業製品に近い。従って、医療機器の承認審査は、医薬品とは完全に切り離された専門機関において行われる方が好ましく、そのためには医療機器と医療現場を熟知した専門家を配置した民間の登録認証機関に移管してすることを提言したい。これが日本の医療機器産業を世界一に成長させていくための切り札であろう。今回の薬事法改正は、その方向に向かうきっかけを与えてくれたものであり、断じてこれで解決したわけではない。この提案を一気に実行するのは難しいかもしれないが、スタートをしなければ永遠に変わらないので、例えばどこかの特区だけに限定してある期間実施してみて、その結果を客観的に分析してみてはどうであろうか？

コラム

統計学の魔術

5年ほど前のことであった。電車の中の吊り広告で、雑誌「Newton」の最新号に「原子の正体」という特集があるのを知って買ってみると、後の方に「選挙を数学的に考えてみよう」という話が載っており、こちらの方が面白かった。

少し脚色して紹介すると、友人7人が一緒に昼食を取ろうということになったが、飲食店は、「和食」と「中華」と「イタリアン」しかなかった。どこに入りたいか多数決を取ると、イタリアンが3人、残りの和食と中華とは2人ずつだったので、民主主義の原則に則って、イタリアンに決定した。ところが、食べている間にかなり不満が出てきて、皆の総意は、どうやら和食であったことが判明した。何故このようなことが起きたのであろうか?

あらためて、7人の好みの順序をまとめてみると、表の通りであった。

なるほど、一番食べたいものを投票すれば、確かにイタリアンが勝つことになる。しかし、もし投票方法を変えてみれば、違った結果が出てくる。例えば、1対1比較を行ってみる。イタリアンと和食はどちらがよいかを投票すると、和食が勝つ。また和食と中華を比較しても、和食が勝つ。そして中華とイタリアンを比較すると、中華が勝つことになり、結果は和食が選ばれるのである。

さらに面白いことは、もし一番食べたくないものはどれかという投票をしたとすれば、何と、

人名	イタリアン	和食	中華
A	1	2	3
B	1	2	3
C	1	3	2
D	3	1	2
E	3	1	2
F	3	2	1
G	3	2	1

一番食べたいものであったはずのイタリアンが、一番食べたくないものに選ばれてしまうことになる。これは「投票の魔術」とも言うべきものであり、18世紀のフランスの数学者コンドルセのパラドックスと言われている。

次に、選挙に関する話しが出てくる。１つの選挙区から１人の当選者を選ぶ小選挙区制においては、２大政党制を加速するという「デュヴェルジェの法則」があり、選挙を重ねるごとに、有力な候補者数は、「定員数プラス１人」に近づいていくそうである。これは、投票前の世論調査で、自分の支持する候補者が当落線上にないと、その人を応援するのは止めて、新たに投票する候補を見つけるという投票者の心理に基

づいており、当選の可能性のある定数プラス1人に絞られてしまうという理屈である。

選挙といえば、夜の8時に投票が終了して開票が始まると、ものの5分もしないうちに当確者が報道されるのを不思議に思うこともあるが、これは、各報道機関が投票を終わった人に「誰に投票したか」を尋ねる『出口調査』に基づいており、統計学の『標本調査』という正当な手法を使っている。ただし、これが正しい結果を予測するためには、サンプルの抽出法に注意を要する。地域、年齢、男女差、時間等、投票に関わる要素が偏らないようにサンプリングしないと、間違った結果が出てしまう恐れもある。もっとも報道機関は、それまでに行った世論調査の結果から圧倒的優勢だった候補者を速報していることもある。

この論文の最後のところで著者は、「統計学にはいろいろと面白いパラドックスがあるのだが、それを悪用してはならない。」と警告している。

面白くなってきたので、私も統計学の魔術に関する一つの例題を作ってみた。例えば、次のような11個の数字データがあるとする。

20、17、13、36、9、12、18、9、25、6、11

このデータの平均値を計算してみると、「16」になる。ところが、統計学には、平均値とは別に「中央値」というものがあり、データを大きい順（小さい順でもかまわない。）に並べて、その中央（下から数えても上から数えても同じ番号）に当たるものの値を意味している。そこで、上記のデータを並べなおし、中央値を確かめてみると、

6、9、9、11、12、13（中央値）、17、18、20、25、36

「13」になり、平均値の「16」とは大分異なる値になる。さて、この中央値をどうしても「6」にしたいという事情があった場合、どうすればよいだろうか？答えは簡単である。例えば次のように、6以下のデータを10個加えればよく、下記のように、見事に中央値は「6」になってしまった。ちなみに、この場合の平均値は「10」以上であり、平均値を6にするのは容易なことではない。

3、3、4、4、5、5、5、5、5、5、6（中央値）、9、9、11、12、13、17、18、20、25、36

ふと、PMDAにおける後発医療機器の審査期間は、中央値で6ヵ月であると発表されたことがあったのを思い出してしまった。

第2章

さらば「薬事法」だが……

久保田博南

着せ替え人形ではあるまいし

「薬事法」という名称で薬を取り締まる法律が制定されたのは、終戦直前の1943（昭和18）年である。続いて、終戦後間もない1948（昭和23）年に改定された同法に、初めて「用具」という名の医療機器の前身が仲間入りする。時代は流れ、1960（昭和35）年の改定で「医療用具」と名を変えた。

15年ほど前から、「医療用具」が時代の流れにそぐわないと強く訴えたのに呼応して、2002年（平成14年）の改定では「医療機器」が初めて公式用語になったのは記憶に新しい。だが、医療機器は依然として薬という大家族の一員であることに何ら変化がみられなかった。

２０１４（平成26）年11月施行の改定法に至る過程で、業界からは医薬品から独立した「医療機器法」を作ってほしいと訴え続けたにもかかわらず、その願いは道半ばという結果になった。グローバルな視点からすれば、改定された法律名が「医薬品、医療機器等の品質、有効性及び安全性の確保等に関する法律」となり、念願の「医療機器」が題名に名を連ねたのはプラスと受け取れる。

現時点では一歩前進ととらえるべきで、「薬事法」という70年余りに及んだ法律名は、ついに終焉を迎えることとなった。「医療機器」が公式用語となってから10年弱、医薬品と肩を並べられる時代の到来ととらえたい。だが、内容を見る限り「医療機器を別章にする」というもので、精神安定目的の譲歩案が示されたという程度に過ぎない。表紙を取り替えても中身に進歩がみられないのは情けない。

「医療機器」の本質を理解した上での改定なら話がわかりやすいが、懸念材料を言うなら、旧態然とした「薬の副作用を取り締まる」という盤石精神を頑として保持し続けている点が一番の問題だ。基本的な特徴をいうなら、「保守・排他論理の権化」といえばよいだろう。

頑固な固執を打破しなければ

「薬事法」の特質を一点だけフォーカスしてみろといわれたら、「排他主義」を除いてほかにない。むしろそれは「汚点」ともいえるのかもしれない。

いくつかの具体例を挙げておこう。

「薬事法」とは、既承認品としての薬との類似品は認めても新薬に対して厳格な審査を行うという特性を備えている。この法則をそのまま医療機器に当てはめることに問題がある。薬と違って、医療機器が日々の進化を続ける技術革新や先進医療に追従すべき特性を有するにもかかわらず、ことごとくその機会を啄んでしまう弊害があるからだ。たとえてみれば、医療機器は既存商品をそのままコピーして製造しなさい、と言わんばかり。

もっと違う立場からのわかりやすい例を挙げよう。上記の話は、医療機器そのものだけの単純なものだけでなく、制度上の課題も重畳されるという悪癖をもつ。医療機器は多機種少量生産で、薬とは全く違う特質を有することを理解できてないことに端を発する。いうなれば、産業全体としての展開を図るべきという基本理念とは裏腹に、新規参入企業には制度上の大きな障害が待ち受けている。むしろ、規制が多すぎて、入りにくい産業という状況を呈している。とくに、異業種からの参入にも大きな壁となって立ちはだかる。異業種とは一般的な電子製品・計測器メーカーやＩＴ産業、あるいは自動車とか環境機器を作っている大手メーカーなどの話で、さらに難題が付加される。そうした異業種の一流企業に対しても膨大なＱＭＳシステムやリスクマネジメント体制を義務付けるため、その業務に専属的に従事するグループが存在しない限り、とてもクリアできる範囲ではない。異種産業で培われた、センサ技術・優秀部材や精密加工技術をもつ企業がおいそれと医療機器に入れないのだ。

この制度は、生産者側だけでなく審査側に対しても過剰な要求を突きつけ、過大な費用と時間を奪う状況を生んでいる。この二数が莫大であるだけでなく、非生産的な業務であることがことの重大さを物語る。こうした管理体制や非効率的な業務は、生産者側にとって何一つ利益にならないばかりか、逆に企業側に〝間接費〟という形でのコストアップを強いる結果となる。このこと一つとっても、規制緩和という掛け声が空虚な響きにさえ聞こえる。

もっと卑近な例を挙げておこう。たとえば、クラスⅡの認証基準に適合するかどうかの申請時に、類似機器の記載が義務付けられている。この際、仕様をはじめ、原理、形状、使用方法など定められた項目に関して類似品との比較対照を行う。しかし、類似しているかどうかという判断は、審査側の考え方次第で大きく変化する。種々雑多な仕様項目が混在する医療機器についても、厳格に「同一でないからダメだ」と主張し続ける審査官もいる。しかも、類似品として提示できるのは、日本での承認、認証をとった製品に限られ、米国ＦＤＡ（食品医薬品局）や欧州のＣＥマークでの実績は無効とされる。日本のユニークな製品を生み出すことに、法律そのものがNeverを突きつけているのである。「排他論理」は、こんなところにまで顔を出している。

異業種参入なくして成長産業になりえない

ものづくりに関する限り、日本の産業界に伝統的な優位性があることは、子供でも分かっている。この優位性を生かすことがわが国の国益になることは、自明の理ともいえる。

非常に残念なのは、「改定法」とは名ばかりの新法も、上述の根本的な障壁を継続している点である。もしかしたら、法律を作る側のスタッフは、「医療機器開発」という現状がどんなものか、ということさえ全く知らないのではなかろうか。

いうまでもないことなのかも知れないが、新規開発やものづくり技術は、競争から生まれることが多い。いい意味での「競合」が企業を逞しくし、より優れた製品を生み出す原動力になる。

これまでと何ら変わりのない「規制」を続ける限り、新規のベンチャーや異業種メーカーが土俵に上がることさえできない状況なのだ。新製品や新技術はもってのほか、ましてや医療機器を作ったことのない異業種メーカーが医療機器を作れるはずがないと考えているのではないのか。このことが、新規参入への意欲を削ぐというさらなる悪循環に陥らせている。

こと新製品となると、とくに治療機器の分野でアメリカに劣るといわれて久しい。一日本人としても、これには快い感情を懐けるはずがない。その一因が「薬事法の基本精神」にあることは、火を見るより明らかだ。新しい芽を摘み取るように仕立てられた法律として縛り続けているからだ。

こうした現状を見るにつけ、「日本の技術をいのちのために」という金言はあっても、この法の精神が相反する帰結を生んでいる。

この原稿を書いている時点（２０１４年11月）では、あと数週間後には「薬事法」に代わる「医薬品医療機器等……」が施行される段階にある。しかし、医療機器を別章にしたくらいで、ことの本質が解決されるとは思えない。

われわれ医療機器業界に生きる人間の一人としても、声を大きくして言いたい。医療機器の法律がその進展を妨げ、発展を阻害することがあってはならない。

早く、ことの本質を見極めた新たな独立法を創り上げる努力をしてほしい、それが急務だ、そう考えている。

第3章

血圧計を縛るダブル規制

山口隆洋

1 はじめに

平成26年11月25日から、改正薬事法が「医薬品医療機器等法」として施行された。法律の題名に「医療機器」が明示されたことを業界関係者は歓迎しながらも、その改正内容が歓迎できるものになっているのかについては疑念を持っている。それでも、厚生労働省が業界の声に耳を傾け、前向きの姿勢をみせたことは、それなりの評価はできるだろう。どの程度改善された中身になっているか、今後に非常に興味が持たれる。なお、以下の説明では、「医薬品医療機器等法」に代えて、「薬事法」を使用する。

我々医療機器の業界には、不合理と思える法律の規制で縛られている製品がある。その代表的製品は、血圧計とＡＣアダプタである。これらの製品は、二つの法律で規制されている。つまりダブル（重複）規制を受けている。ダブル規制の法律の組合せは製品で異なり、血圧計は薬事法と計量法で、ＡＣアダプタは薬事法と電気用品安全法（以下「電安法」と略す）で規制されている。

なお、ここでの「血圧計」は、計量法で「アネロイド型血圧計（電気式）」と呼ばれ、薬事法又は一般に「家庭用血圧計」、「病院用血圧計」、「医用電子血圧計」、「自動電子血圧計」、「病院用血圧計」などと呼ばれるものをいい、構造原理的には非観血式血圧計と総称されるものを指す。規制対象外の観血式血圧計や水銀柱式血圧計は含まない。文脈の関係で個別の名称を使う場合があることをお断りしておく。

また、ここで対象とするＡＣアダプタは、管理医療機器及び高度管理医療機器とセットで使うＡＣアダプタである。ただし、この場合のＡＣアダプタは、平成25年６月14日に閣議決定で電安法の規制対象から除外することが決定され、関係政省令の整備や「電気用品の範囲等の解釈について（平成24・03・21商局第１号）」の一部改正が行われ、ダブル規制は解消された。しかし、ACアダプタのこれまでのダブル規制が、血圧計のダブル規制と非常に類似しているので、本章6でダブル規制の例として取上げた。

血圧計については、以前から業界及び外国から計量法の規制対象から除外してほしいと規制緩和を求める要請がありながら、行政は、精度及び人体の安全確保のため不良品が出回ることを防がなければならないと主張し、この規制を緩和する気配は全くない。ACアダプタでできて、血圧計では何故できないのか、不可思議である。欧米先進国など海外の国々の状況を調べても、血圧計を計量法で規制しているような国はどこにもない。かつては、ドイツも計量法で血圧計を規制していたようだが、1995年に規制から完全に外している。

ダブル規制の問題の根源は、法律が縦割り行政で施行されることにある。それで、血圧計は厚生労働省が管轄する「薬事法」と経済産業省が管轄する「計量法」で規制され、ACアダプタは厚生労働省が管轄する「薬事法」と経済産業省が管轄する「電安法」で規制されることになる。それぞれを管轄する省と実務を行う組織・担当部署を表1に示す。

世界の医療機器市場は二桁近い成長が続き、その規模も30兆円を超すとも言われているのに、わが国の医療機器産業の弱体化が顕著になり、医療機器は輸入依存度が上昇し続け、輸出比率が下がって行き、貿易収支では構造的な赤字が拡大している。この問題を作り出している要因の一つに、海外の国々と比較して規制緩和が進んでいないというわが国の体質がある。これから述べる血圧計と計量法の関係も規制緩和の声が届かない典型的な例である。

2　計量法の規制が無くてもわが国の家庭用血圧計は世界市場で健闘

わが国の医療機器が弱体化している中でも、世界の市場で健闘している製品がある。それは家庭用血圧計であり、世界市場でシェアを確立している数少ない日本の医療機器である。冒頭で述べたように、海外の国々は、血圧計を計量法のような法律で規制するシステムがなく、当然わが国のようなお墨付制度（全数検定制度）もない。それでも、海外では日本製血圧計の品質や性能に対する信頼性が高く非常に評判が良い。

表1　各省庁の審査担当する管轄部署

	薬事法による血圧計の審査	計量法による型式承認		電気用品安全法
	厚生労働省	経済産業省		
承認	医薬品医療機器総合機構（PMDA）	産業総合技術研究所（AIST）		
認証	登録認証機関	証印の検定	都道府県計量検定所	
届出				経済産業局

ところが、日本国内では、血圧計を出荷するには計量検定所の監視下で検定を受けて合格してからでなければならない。

個人の血圧自己管理用として使われる家庭用血圧計は、病院用血圧計より市場の大きさ、出荷額が大きく、その販売経路も大きく異なる。我々の身の回りでは、大型電気店の健康器具売り場に家庭用血圧計や体脂肪計、万歩計、簡易運動用器具が所狭しと陳列されている。今や、家庭用血圧計は、一家に2、3台程度あるのが当たり前になっている。北米や西ヨーロッパの国々も同じ状況であろう。この現象は、経済成長の著しい東南アジア、東アジア、メキシコやBRICS諸国（ブラジル、ロシア、インド、中国、南アフリカ）等が追従している。既に、日本、北米、西ヨーロッパの国々の家庭用血圧計の市場は飽和状態になっているが、東南アジア、東アジア、メキシコやBRICS諸国では家庭用血圧計が加速度的に普及し、その市場は年約10％以上の比率で成長しているようである。これは経済成長に伴い食生活も大きく変わり、肥満及び高血圧が関連して、動脈硬化、心臓病、脳卒中になる人口が増加し、社会的問題となっていることと無関係ではない。経済成長を続けている各国では、高血圧予防デー等を制定して国民の啓蒙に力を入れ、国民も自己管理認識が高まっている。

高血圧は、症状をほとんど示さないまま長年かかってひそかに血管を蝕んで、動脈硬化から心筋梗塞や脳卒中の発作を起こす危険性があるという病気で、英語ではSilent Desease（静かに忍び寄る病気）とか、Silent killer（静かな殺し屋）などと呼ばれる。わが国だけでも治療下の患者は７８０万人以上とも推定されている。ここにビジネスチャンスを見出したのが、わが国の家庭用血圧計に力を入れている企業である。この企業は、血圧計を手頃な価格にまで下げるなどでその普及にも大きく貢献している。市場調査会社の矢野経済研究所の推計によると、２０１３年のわが国のメーカーからの家庭用血圧計の出荷額は、金額ベースで約２６５億円である。この市場を特にシェアしているのはオムロンヘルスケア社である。同社の世界市場のシェアは51％で、２０１１年までの販売台数累計は1億３０００万台に達した（同社発表資料）。これに血圧計を製造販売する日本の残り6社の売上額と販売台数を加算すると、如何に日本企業が世界市場のシェアを握っているか推測できる。

3　薬事法の性能試験と計量法の検定の方法

薬事法と計量法によって血圧計製品の出荷前に義務付けられている性能試験の内容から、ダブル規制の矛盾点も見えてくるだろう。

▼観血式血圧計には計量法の規制はない

血圧計は、構造及び原理の根本的な違いから観血式血圧計と非観血式血圧計に分類される。

観血式血圧計は、カテーテルを被検者の動脈血管に挿入して、血管内の血流の脈動を直接トランスジューサに導入してモニタで脈波の変動を観察するので、直接法又は侵襲法とも呼ばれている。観血式血圧測定は動脈針を直接動脈に挿入する構造なので、感染に対する予防及び滅菌などに細心の注意を払わねばならない。また、測定中の血液凝固を防ぐためヘパリン入り生理食塩水を添加する処置の面倒さも伴う。

非観血式血圧計と呼ばれているものには、医師や医療従事者が使う医用電子血圧計や自動電子血圧計、昔ながらのアネロイド式血圧計及び水銀式血圧計等、さらに家庭用血圧計等がある。非観血式血圧計の測定方法は、自動又は手動でポンプ又はゴム球で加圧して、四肢（手足など）部を圧迫して動脈のオシレーション又はコロトコフ音（以下「K音」ともいう）を発生させて値を決定する非侵襲的な安全な測定方法である。これらの非観血式血圧計を計量法ではアネロイド型血圧計（電気式）と呼び、特定計量器に指定している。

不思議であるが、観血式血圧計は計量法の規制対象から除外されている。その理由は措くとして、観血式血圧計は本章の議論の対象から外す。

▼血圧の値はどの様に決められる？

薬事法では血圧計を市場に出す前に、臨床評価を義務付けている。血圧計の血圧測定手法には、聴診法（コロトコフ法）又はオシロメトリック法があるが、使用目的で使い分けられる。この2種類の手法は、血圧の測定方法が大きく違うけれど、結果は同じ収縮期血圧及び拡張期血圧の値を示す。その値が臨床的に適正な値か否かの判断は、ＡＮＳＩ（アンシー。米国規格協会）やＡＡＭＩ（エイミー。米国医療器具開発協会）、

ISO（国際標準化機構）規格組織委員会が提示しているプロトコール等で評価される。

以下に、血圧値を測定する2種類の方法とその評価のプロトコールの概要について述べ、計量法でも血圧計の性能評価を課しているので、両者の違いを比較してみる。

図1（血圧計ブロック図）を使って、聴診法の血圧値判定の概要を述べる。

血圧計の性能及び精度は、構成する部品及びカフ等の部品レベルの性能に依存するが、組み込まれている血圧判定アルゴリズムの技術レベルが精度を大きく左右する。この方法では、コロトコフ音を検出するKセンサを組込んだカフを上腕に巻くやり方が、心臓レベルの位置で装着性も優れているので広く採用されている。主要部品としては、ポンプ、バルブ、圧力センサ、K音センサ、ディスプレーパネル、カフ及び心臓部になるメインプロセッサからなる。メインプロセッサの監視下で、ポンプ及びバルブによりカフ内圧は制御され、この制御された圧がベースライン圧となる。

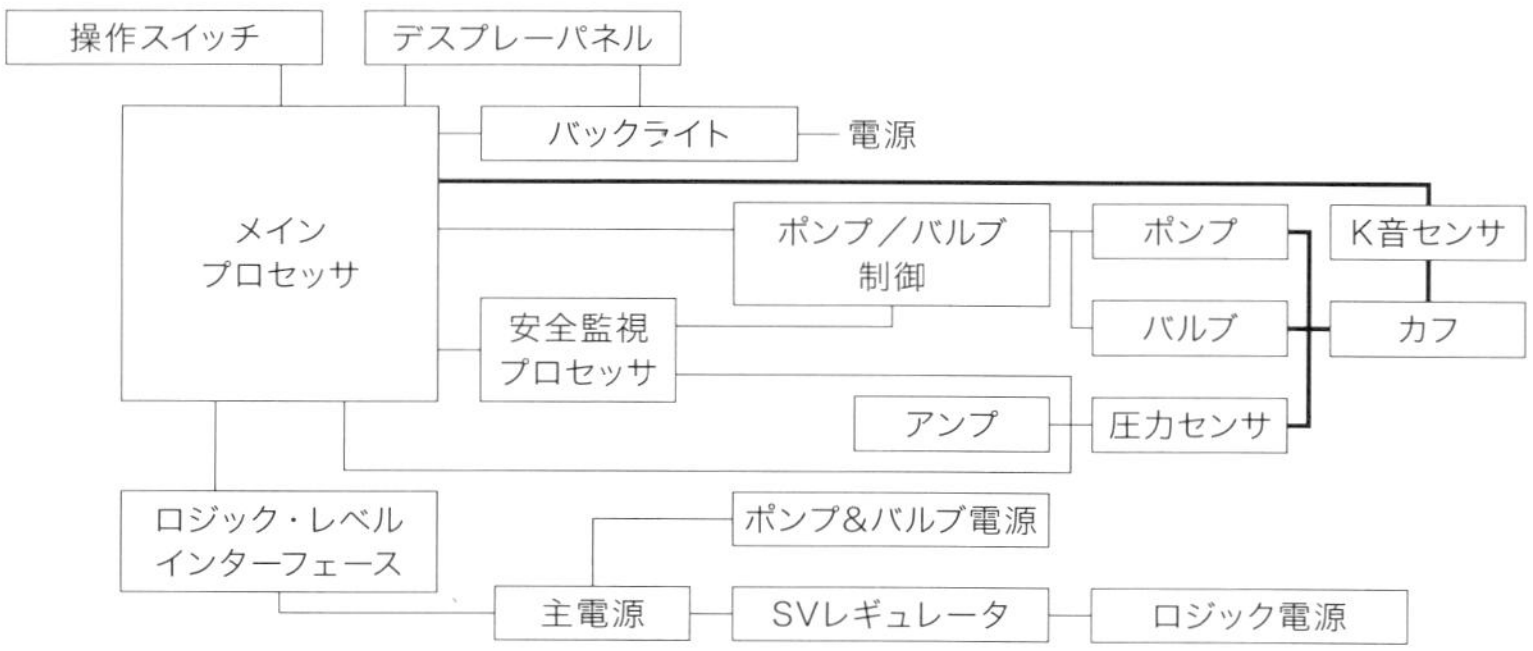

図1　血圧計ブロック図

圧を減圧する過程で、圧迫されている上腕に血流が流れ始めるとコロトコフ音が出現し、K音センサでこれを検出し、電気信号に変換する仕組みになっている。下げていく過程で、ベースライン圧のレベルに対応してコロトコフ音の音色が変わり、その音色をフェーズⅠ～Ⅳの４段階に分類し識別している。フェーズⅠは、かすかな〝トントン〟とたたく音が突然現れ、この出現点のベースライン圧を最高（収縮期）血圧と定義している。ベースライン圧が、コロトコフ音が消失する寸前の圧まで下がると、フェーズⅣと呼ばれる突然包むようなかすかな〝鞭を振るようなヒューという音〟が現れ、その時の圧を最低（拡張期）血圧値と定義している。ディスプレーパネル（表示器）はリアルタイムの圧力値及び各血圧測定終了時には収縮期と拡張期血圧値を表示する。

オシロメトリック法（K音センサは使わない）では、カフ圧を下げて血流が流れ始めると、ベースライン圧に重畳して動脈脈波の振動が現れ、さらに下がって行くに従って脈波の振幅レベルが変化して、圧が開放されると一定の振幅レベルに落ち着く。その変化パターンの幾何学的軌跡から判定アルゴリズムを使って収縮期血圧及び拡張期血圧を決定する。

聴診法及びオシロメトリック法も構造としてはK音センサの有無の違い程度であるが、血圧値を判定するアルゴリズムは基本的に違い、各メーカーが自社独自の技術開発したソフトを組み込んでいる。

聴診法及びオシロメトリック法の血圧計を性能評価する手段は、上記のように複雑な生体的物理現象が生成する信号から血圧値が確定されるので、比較評価できる絶対基準器は存在しない。擬似信号を発生させて評価するシミュレータが市販されているが、国際的な規格組織委員会などでは容認されてはいない。現時点で比較基準とする最も信頼されている手段は ANSI/AAMI/ISO 81060-2: 2009 Non-invasive sphygmomanometers - Part 2: Clinical validation of automated measurement type 等で規定しているプロトコールを使って評価する方法である。これは被検者のサンプルの母集団と検査要員の条件を規定し、集められたデータを統計的解析で評価する手順書である。その内容は、被検者の母集団は85名以上、上腕のサイズ及び血圧値の分布の割合等を決め、また、その測定者も熟練した2名の検査要員を用意し、測定誤差を最小限に抑えるように細かく決めて、データが偏らないように配慮している。わが国の薬事法に基づく制度では、このような手順書に従って血圧計の精度を評価するように推奨している。

一方、計量法は特定計量器のアネロイド型血圧計と見なしているので、ベースラインの圧の精度を検定する。検査方法は、検定作業の妨げになる図中のポンプやバルブの部品は切り離して行う。このため、国内メーカーは、予め製品に検定モード機能を設けて、簡単な操作で検定作業ができるように設計している。海外には検定制度がないので、輸入品は検定モードの機能を装備していない場合が多い。検定モードを持たない製品は、直接圧力センサと表示器（ディスプレーパネル）をチェック出来るように一時的に改造して、その血圧計の検定を受けて性能の合否を決めている。検定を規定している JIS T 1115: 2005 の基準は、基準器の値に対して製品の仕様書で定めている圧力範囲で ±3mmHg 以内の器差に入り、大気圧に開放して基準器が 0mmHg になったとき、表示器は完全に 0mmHg を示さなければならないとしている。

薬事法と計量法の規格は、ベースライン圧を双方で確認している。なお、血圧計規格の JIS T 1115:2005（IEC 規格では ANSI/AAMI/IEC/

ISO 80601-2-30）中にも、この圧の器差を規定しているところがある。

4　薬事法と血圧計規格

▼わが国が血圧計の審査に採用している規格

血圧計は、薬事法（施行令）では「血圧検査又は脈波検査用器具」と類別される。一般的名称は、「自動電子血圧計」、「医用電子血圧計」等で、クラス分類Ⅱ、特定保守管理医療機器に仕分けられ、「間接的（非観血的）測定に用いる電子式装置をいう」と定義されている。

わが国で血圧計の承認・認証を取得するには、JIS T 1115:2005 非観血式電子血圧計に規定されている定義、要求事項、試験手順などの項目に適合しなければならない。JIS T 1115:2005 規格の冒頭には、本規格が国際法定計量機関（ＯＩＭＬ）の OIML R 16-2:2002 の規格を参照していると注釈が付けられている。JIS T 1115:2005 規格に記載されている適用内容を表２に示す。わが国には血圧測定精度の評価規格がないので、JIS T 1115:2005 の34ページの「附属書３（参考）臨床性能試験の概説」では、「臨床性能試験の推奨される文書及びプロトコルなどを、次に示す」として、海外の著名な規格や文献、厚生省通知を掲げている。

▼血圧計の国際規格とわが国の規格比較

血圧計規格の海外状況を調べてみると、数年前までは、構造、性能及び安全性などの審査に使用されたのはEN1060-1やEN1060-3等であり、臨床的精度の評価の指針はANSI/AAMI SP10が代表的な規格であったが、必ずしも国際的な整合性が取れていたとはいえない。

最近は、横断的な動きもあり、ＩＥＣ、ＩＳＯ、ＡＮＳＩ／ＡＡＭＩなど、組織委員会のコラボレーションがなされ整合性がとれるようなっている。その産物として、数回の改定を経て２００９年にANSI/AAMI/IEC/ISO 80601-2-30: 2009が血圧計の個別規格としてリリースされている。この規格を審議して作成しているＩＥＣ組織委員会は、IEC 60601-1（医用電気機器の安全性及び基本性能）

表2　薬事法で血圧計に適用される規格

規格・年号	適用内容	備考
JIS T 1115: 2005 非観血式 電子血圧計	膨張可能なカフを用いて非侵襲的に動脈血圧を測定する非観血式電子血圧計又は非観血式自動血圧計、及び付属品の一般原則、性能、有効性並びに機械的・電気的な安全性の要求事項について規定する。また四肢で測定する装置だけに適用する。	OIML R 16・2:2002, Non-invasive Automated Sphygmomanometersを参照して作成されている。
血圧測定精度の臨床性能試験	臨床性能試験は推奨する文書及びプロトコールを紹介している。	日本が独自に作成した規格はない。

などを作成している団体と同じであり、それぞれ規格の間には定義や内容に整合性がとれている。それ故に、使用する側にとって非常に使いやすくなっている。また、この規格は、大人、小児、新生児などに区別した被検者それぞれに合った適正な加圧の範囲を決めるなど、安全性の面でも明確な配慮がなされている。副本として、血圧計の臨床的精度評価の手順書ANSI/AAMI/ISO 81060-2がリリースされていて、今後の国際的な評価の基準モデルになっていくと思われる。精度を評価するためのプロトコールで、基準値を定めるため聴診法や観血法を用いて決める手法は、ANSI/AAMI SP10-1992などの判定方法を踏襲しているが、もっと実態に合った臨床評価方法を検討しているので、さらに信頼性の高い規格になると期待される。

表3にわが国の個別規格とＩＥＣ／ＩＳＯの国際規格のタイトルを記載したので、さらに詳細な内容に興味を持たれる方は、それぞれの規格を入手して参考にされることをお勧めする。本書の編著者でもある大村昭人ＩＳＯ／ＴＣ１２１国内対策委員長の下で、ＩＳＯ国際組織のメンバーの一員として、わが国の専門の委員達が、規格の審査及び作成のた

めに活躍している。

表2及び表3に記載した内容から、わが国のJIS T 1115の規格は、国際法定計量機関のOIML R16-2:2002を参照しているので、強いて言うと、圧力計を規定する度量衡の特色が色濃く出ている。一方、ANSI/AAMI/IEC/ISO 80601-2-30: 2009やANSI/AAMI SP10-1992は、医療機器の特性を意識した規格になっているので臨床現場の実態に合っている。残念ながら、わが国では、今のところこの規格を取り入れて改訂版を作成しようとする動きはみられない。採用すれば、国内の血圧計メーカーが欧米に製品を輸出するときも、逆に輸入業者が海外から血圧計を輸入するときも、ANSI/AAMI/IEC/ISO 80601-2-30:2009規格の試験及び評価データをそのまま利用でき、登録認証機関の認証作業もより円滑に進められるようになると思う。JIS T 1115:2005は、わが国だけのマイナーな規格であるため、認

表3　わが国の規格と国際規格

基準項目	日本国内	IEC/ISO規格
性能、有効性及び安全性の要求事項・試験方法を規定した規格	JIS T 1115:2005 非観血式電子血圧の規格は2002に発行した国際法定計量機関で制定されたOIML R16-2:2002, Non-invasive utomated Sphygmomanometersを参照して作成されている。	国際基準としてANSI/AAMI/IEC 80601-2-30:2009Medical electrical equipment Part 2: Particular requirement for the basic safety and essential performance of automated non-invasive sphygmomanometersが欧米で適用されている。
血圧測定精度の臨床性能試験を規定した規格	特に規定していないため、推奨する文書、プロトコールを紹介している。	Clinical Evaluation ANSI/AAMI/ISO 81060-2: Non-invasive sphygmomanometers-Part 2: Clinical validation of automated measurement type.にて評価方法を制定

証申請用に要求されている「基本要件適合性チェックリスト（医用電子血圧計基準）」資料の記載事項等においても網羅できない項目があり、この国際規格を利用した試験データで補足しなければならない箇所もある。現行のJIS T 1115は外部環境の変化などで、現状に合わなくなってきている部分もあり、早期に国際規格と整合させるべきである。

5 計量法と血圧計

▼血圧計に課される型式承認と全数検定の仕組み

血圧計を市場で流通させるには、計量法の規定では、血圧計の型式（かたしき）承認を取得し、その同等の製品を出荷する前に都道府県の計量検定所で全数検定を受け、その証印を付した製品を流通させることでなければならないとしている。

型式承認は、産業技術総合研究所（以下「産総研」という）に申請資料と製品現物3台を提出して実施してもらう。審査期間は約3ヵ月間である。3台のうち2台は型式審査用として検定モード及び0点自動調整の確認ができるように改造し、残りの1台は血圧測定用として提出する。型式承認の番号が与えられたら、申請者の施設の所在地に近い都道府県の計量検定所に申請して検定を受け入れてもらうようにする。製品の自主検査や修理を行うには、修理業の登録をして許可を受けてからでなければならない。その許可は企業の施設を審査して決めるが、許可条件としては産総研から合格印を受けた基準器を設置する必要がある。計量検定所から修理業の資格を得ても、自主検査を行って製品を市場に流通させることはできない。修理品であっても計量検定所に全ての製品を持込み、検定を受けたお墨付きの証印が付されていなければならない。

▼血圧計は特定計量器と定義

血圧計は、計量法では「電気式アネロイド型血圧計」の名称で定義され、特定計量器に指定されている。計量法における特定計量器とは、「取引若しくは証明における計量に使用され、又は主として一般消費者の生活の用に供される計量器のうち、適正な計量の実施を確保するためにその構造又は器差に係る基準を定める必要があるものとして政令で定めるものをいう」とされている。経済産業省の資料によると、「「特定計量器」とは、「構造」（基本的な構造や性能を示す基準）と「器差」（計量器の精度、許容される誤差）について守る基準を設定し、一定のコストをかけて検定を行う必要があるもの」であり、「ユーザーは取引・証明にこの特定計量器を用いるときは、検定に合格したことを示す証印が付されていなければ」ならないとされるものである。

噛み砕いて言うと、輸入業者や製造業者は一定のお金を行政に払って、全数検定を受け証印が付された製品を流通させなければならない。医師等は、診断結果を記載するときは、お墨付を得た血圧計で測定した値を使わなければならないということである。しかし、ここで検定担当官の方は、聴診法又はオシロメトリック法で測った値は、検定で測定する値とは別物であることをわかってもらいたい。血圧値を決定する器差と計量法で検定する器差は全く違っていて、その許容誤差範囲も一桁以上も違う。その血圧値が正しい値であるかどうか、計量法の検定で良否を判断するのは不可能で、血圧計を「特定計量器」とみなすのは所詮無理がある。にもかかわらず、違反した場合は罰則として6ヵ月以下の懲役もしくは50万円以下の罰金を科すとしている。

　この血圧計を特定計量器の「アネロイド型血圧計」とし、技術的に要求する基準及び試験を行う型式承認試験に使う検則は、薬事法で使用されているJIS T 1115 非観血式電子血圧計附属書1の検則で、これに従って審査する。計量検定所の検定では、この検則の中の一部である圧力値の精度確認をするために、それぞれの製品が記載している0～300mmHg等のような測定範囲で、50mmHg間隔で器差が ±3mmHg以内に保たれているかどうかをチェックするのみである。

　本来、血圧計は医療機器でもあるから「過剰加圧（300mmHg以上）」や「長時間（１５０秒以上）の加圧が持続する」などの異状な状態から被検者を守るために、急排気の機能を組み込んで安全装置が作動するようにしている。この機能は検定作業を妨げるので、検定の際には安全装置を作動させないようにロックしなければならない。安全機能の検査を省いている計量法の検定は「人体の安全性を担保する」検査にはなっていない。この矛盾した論議を詳しく知るため、次項でＯＴＯ（市場開放問題苦情処理体制）の記録から経済産業省の記録を検証してみる。

▼計量法による血圧計の規制に対する米国からの苦情

医療機器としての血圧計を計量法で一台一台検証して、市場に流通させなければならないとする計量法の規制に対して、米国政府及び業界から苦情が内閣府（担当省庁は経済産業省）に申し立てられた。これは、平成14（2002）年4月25日、OTO番号649の報告書に記載されている（ウェブ上で閲覧可能）。申し立て人は、米国大使館、米国先進医療技術工業会、米国商工会議所医療機器小委員会で、事例名は、「薬事承認等が必要な体温計及び血圧計の計量法規制対象からの除外」である。苦情と経済産業省の回答の概要は次のとおり。なお、当時は法律上「医療用具」であるのでそのままの標表記としている。

〈申立人の意見〉

① 薬事法の承認・認証を取得した製品であっても、計量法では個別製品の全数検定が求められ、時間とコストの上昇を招き効率的な流通を妨げている。

② 薬事法で承認、認証審査が必要とされる血圧計は、その審査により

性能評価の中で測定精度が検証されている。経済産業省の担当官が計量法の検定で不良品が検出されたと回答しているのは承認不要な医療用具の物件である。

③　昭和59年のＯＴＯ番号１５５案件にて、アネロイド血圧計が「人体の安全確保に不可欠で不良品の流通は重大な影響を持つことを」を理由にして、計量法による規制で全数検定が必要と言っているが、薬事法で承認を得る医療用具はその性能・安全性等は担保されているのではないか。

④　製造販売業者が外国製造製品を日本国内に流通させる前に、薬事法の要求に従って承認・認証書に規定される規格及び試験方法に従って、当該製品の性能及び安全性を確認することになっており、その品質確保の手段は定着している。さらに、製造販売業者は海外製造元の品質保証・管理体制についてはＧＭＰなどの医療機器における品質マネジメントシステムが確立していることを確認する義務を負っており、試験検査を実施し合格したもののみ国内に流通するシステムが出来上がっている。

⑤　「規制改革推進3か年計画（改定）」（平成14年3月29日閣議決定）においても、「基準認証等の制定・運用に当たっては、国民の生命、身体、財産の保護などそれぞれの制度が本来目的としている様々な政策目的の達成に支障が生じないことを前提として、諸活動への影響を可能な限り小さくなるよう配慮することが重要である」とする主旨から、計量法による検査を排除するべきである。

〈最終的な担当省の回答〉

a　計量法の検定は国際法定計量機関ＯＩＭＬの勧告に基づいて国際ルールに則って実施している。

b　計量法のあり方について、平成17年7月からおおよそ1年程度を目途に審議を開始したが、現在も引き続き計量行政審議会にて審議がなされているところ。

c　血圧計などの特定計量器の在り方について引き続き審議している。

以上が議論の概要である。経済産業省は「引き続き審議している」と回答していたが、いまだに進展しているという報告はない。次項の説明会も同様の姿勢がみてとれる。

▼特定計量器の範囲の見直しに関する状況等説明会

平成21（2009）年12月22日、経済産業省は、ホテル・グランドヒル市ヶ谷に血圧計に関わっている医療機器の製造販売業者（輸入業者を含む）や製造業者などを集めて、「計量法施行令の一部改正（特定計量器の範囲の見直し）に関する状況等説明会」を開催した。経済産業省の担当官の説明は次のとおりであった――米国から血圧計を計量法の規制対象から除外してほしいとの申し立てがあった。この件について経産省は計量行政審議会に諮ったところ、薬事法の管理医療機器に係る規制に委ねることが適当なもの（アネロイド型血圧計のうち検出部が電気式のもの（電気式血圧計）、抵抗体温計）など一部の計量器を特定計量器から除外することが適当との答申を得た。これを受け、経産省では計量法施行令を改正し、一部特定計量器から除外することとしたが、電気式血圧計と抵抗体温計については、薬事法との関係をさらに精査する必要があるので、当面、特定計量器として規制を継続する。

説明後、出席者との質疑応答の場が設けられたが、返ってきたのは、持ち帰って再検討するとか、その件は前任者から引き継いでいないとか、的外れな回答ばかりであった。出席者の中から「わが国の計量法は国際的流れから乖離してガラパゴス化している」と揶揄する声もあったが、全数検定を課すなどわが国独特の奇妙な法規制を作り上げて、改定することを頑なに拒んでいるような現状は、確かにそういえる。

なお、翌年に発出された経済産業省の通達で、人件費の高騰や試験機器装置の償却が制度運用を圧迫しているとの理由で、型式承認手数料を9万7000円から28万4000円へと大幅値上げすることが示されたのには驚いた（表7参照）。

▼血圧モジュールを複合医療機器に組込む場合の検定手段

治療用医療機器や複合モニタ医療機器に、血圧モジュールなどの生体バイタルサイン機能を付加する複合医療器が増えてきている。代表的な医療機器として血圧測定機能を組込んだ人工透析装置、生体情報モニタや除細動器がある。付加価値を高めて競争力を上げたいという医療機器メーカーと、より取付け安い構造でかつコストダウンを図った血圧モジュールを供給するメーカーの努力の結果である。

血圧モジュールを図２に示した。血圧モジュールは、加減圧するポンプ、バルブや値を計測処理する演算部、データを保存するメモリー、外部機器との操作・データ等の送受信する通信ポートから構成されている。つまり、薬事法の承認・認証で血圧計に要求される臨床上の精度、構造、機能、安全性の要求事項を満たす機能をほとんど持っていることになる。装備されていないのは、本体である医療機器であれば備えている操作パネルや血圧値を表示する表示器、測定を駆動する電源装置である。

血圧モジュールを採用する利点は、医療機器本体を製造するメーカーが新たにその重要な部分を開発・製造する必要がなく、その洗練されたノウハウをそのまま利用できることである。

血圧計・血圧モジュールで課題となるのは、計量法で決められた検定をどの段階で行うかである。型式承認の制度では、申請時に現物を３台提出しなければならないが、さらに、出荷の都度、全数検定を受けねばならないというのは企業にとって大きな負担である。都道府県の計量検

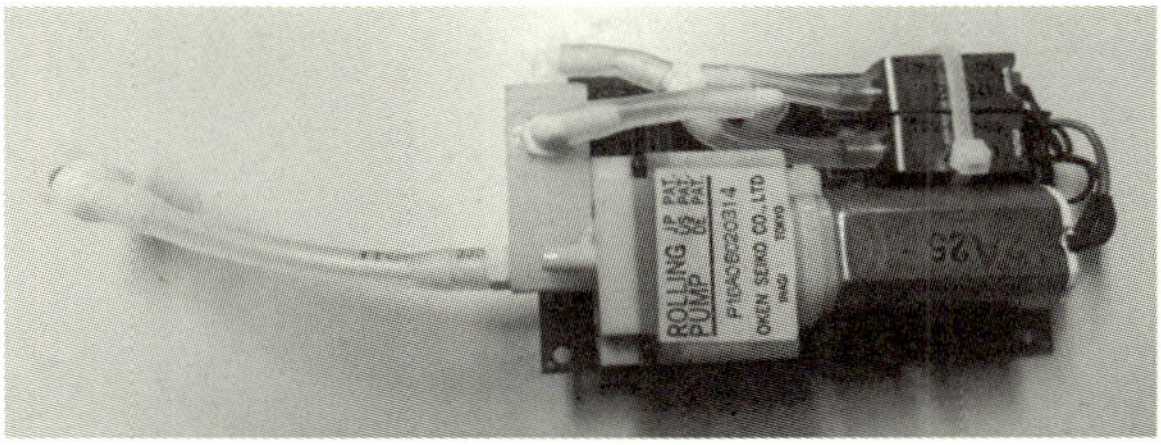

図2　血圧モジュール

定所の部屋は狭いのが普通で、大型の医療機器を持ち込んで検定を受けるようなスペースはない。この問題を回避するため、自社工場施設などに出張して検定を実施してもらう「指定製造事業者制度」という方法もあるが、検定日程の調整が必要であるし、ロットが小さい場合はかえって不便である。

また、非効率的な作業を回避するため、血圧モジュールを医療機器に組み込む前の状態で、型式承認及び検定を受ける方法もある。例として、人工透析装置に血圧モジュールを組み込む場合、血圧モジュールの供給企業が検定済みの血圧モジュールを人工透析装置メーカーに提供するというやり方がある。この場合、人工透析装置のメーカーは、検定済みの血圧モジュールを購入することで検定作業を回避できるが、モジュールを供給する側の企業は、検定を受けるために、医療機器本体であれば装備されることになる電源供給ユニットや血圧値の表示器そして操作パネルなどの機能をモジュール側に追加しなければならない。この追加機能は、血圧モジュールを修理し再検定を受けるときにも必要になる。この追加機能のために血圧モジュール供給企業に余分な手間とコストがかかるのは言うまでもない。

血圧モジュールを組み込んだものは、最終的に薬事法で医療機器（血圧計等）として審査されるので、IEC80601-2-30:2009やISO81060-2に規定されている個別規格要件を満たすように設計される。血圧モジュール供給側の企業は、出荷前に品質検査の装置を用いて一台一台自主検査を実施している。それを購入して組み込んで医療機器製品とする医療機器メーカーは、薬事法で義務付けられた品質マネジメント体制を組織して自主検査を実施して出荷している。それぞれの製品には、製造番号やロット番号を付して検査を行い、その検査データの記録を保存して、問題が生じた時は追跡できるようにしている。

6　ACアダプタもダブル規制であった

ACアダプタ（図3）が電安法の規制対象から除外される条件は、「薬事法に定められている電気医療機器で、安全基準が電安法と同等以上（JIS T0601-1:2012等を引用しているもの）の高度管理医療機器及

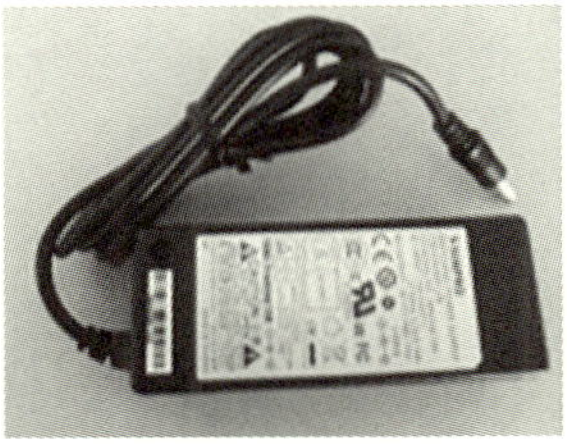

図3　ACアダプタ

び管理医療機器と一体不可分で用いるために設計・製作されているもの」である。冒頭で述べたように、ＡＣアダプタはダブル規制から解放されたが、ダブル規制の例としてこれまでの規制をみてみる。

電安法に基づきＡＣアダプタを規制している技術基準（いわゆるＪ規格）は、薬事法が採用している「医用電気機器の安全性及び基本性能 JIS T 0601-1:2012 の基礎安全及び基本性能」と「副通則の JIS T 0601-1-2 の電磁両立性」の規格（表４）とほとんど同じである。Ｊ規格は、国際規格のＣＢ認証（ＩＥＣ規格）に日本固有の要求事項を加えて成り立っている。経済産業省の資料によればＪ規格は、「ＩＳＯ／ＩＥＣ等の国際基準に我が国の配電事情や使用実態を加味したデビエーションを加えたもの」で、日本固有の技術基準体系である。ＣＢ認証（ＩＥＣ規格）はＣＢスキームという制度で、加盟国間の認証取得を簡素化するために設けられ、わが国もこのＣＢスキームを運営する団体に加盟している。

電安法による規制の内容は、ＡＣアダプタを市場にリリースする前に、登録検査機関（電気安全環境研究所（ＪＥＴ）、日本品質保証機構（ＪＱＡ）等）で、当該製品が技術基準に適合していることの適合性証明書や試験検査レポートを発行してもらい、また自主検査体制を整えて、ＰＳＥマークを表示する旨を経済産業局に届出ることを義務付けるというものである。

ＡＣアダプタのメーカーは中国などの海外メーカーが多く、彼らから製品を輸入するわが国の輸入業者は、彼らがＣＢ証明書しか持たない場合などは、技術基準に適合させるため追加試験や適合性証明書を準備させ、またその追加試験検査レポートを取り寄せなければならない。この交渉は、相手にもよるが、スムーズに進まないことが多い。

表4　医用電気器機器に適用する安全性・基本性能及び電磁両立性を規定する基準

規格・年号	適用内容	備考
JIS T 0601-1:2012 医用電気機器－第1部：基礎安全及び基本性能に関する一般要求事項	医用電気機器及び医用電気システムの基礎安全及び基本性能について適用する。	この規格の対応国際規格はIEC 60601-1:2005, Medical electrical equipment-Part 1: General requirements for basic safety and essential performance
JIS T 0601-1-2:2002 医用電気機器－第1部：安全に関する一般的要求事項－第2節：副通則－電磁両立性一般要求事項及び試験	電磁両立性の一般要求事項及び試験を規定し、医用電気機器、医用電気システム、医用電気応用分野に用いる情報技術機器及び医用電気システムの、一部分を形成する他のすべての機器にたいしてだけ適用する。	IEC 60601-1-2:1993 Medical electrical equipment-Part 1: General requirements for safety-2. Collateral standard: Electromagnetic compatibility-Requirements and tests

7　承認・認証そしてライセンス更新にかかる手数料

薬事法及び計量法の承認・認証を取得する又は更新する場合は、その審査・手続きのための手数料が発生するが、血圧計はダブル規制なので両者からの手数料が課せられることになる。ここではダブル規制によりどの程度のコストが発生しているかを検証してみる。

薬事法の規制に係る手数料としては、血圧計はクラスII製品で、審査するのは民間の登録認証機関なので、手数料は申請する登録認証機関によって変わってくるということになる。計量法の規制に係る手数料は、検定を実施するのが国や都道府県の計量検定所なので、検定所が変わってもほとんど同じである。しかし、全数検査という義務があるため、出荷量が増えると手数料の総額は比例して大きくなる。

▼薬事法に関係する血圧計の認証手数料

血圧計（非観血医用電子血圧計）は、登録認証機関で申請資料及び適合性を審査される。

申請には申請資料の指針に従って、基本要件の適合性証拠、機器に関する情報、設計検証及び妥当性確認文書、添付文書（案）及びリスクマネジメントなどについて、ガイドラインに従って文書化して提出する。また、ＳＴＥＤ（サマリー・テクニカル・ドキュメント）の形式で編集した資料を添付しなければならない。この資料の中には、前述したJIS T 0601-1: 2012、JIS T 0601-1-2: 2002やJIS T 1115:2005などの要求事項及び試験方法に沿って登録試験機関で試験をし、適合性を確認した報告書を作成してもらわなければならない。書類審査の費用は、これらの資料を審査するためのコストである。

適合性調査の費用は、当該製品を最終的に組み立て、品質管理を行うメーカーの施設を出張調査したり、当該製品を輸入して製造販売する企業の出荷試験施設や保管施設を調査したりするための手数料である。表5は登録認証機関に支払う手数料の一例で、その製品は海外(米国)で製造され、製造販売業者(輸入業者)の施設は東京として設定した例である。

また、製造販売業、製造業、修理業の業許可及び許可更新は、都道府県の健康福祉課（課名は都道府県によって異なる）に申請して許可を受

表5　製品の認証にかかる手数料（第三者認証機関）

	審査内容	手数料
新規	製造販売認証（書類審査）	650,000円
新規	適合性調査	650,000円
定期的審査（更新）毎年	サーベランス各製品	15,000円
定期的審査（更新）5年毎	QMS適合性調査	50,000円

ける。更新機関は5年である。表6は平成26年11月25日から実施の改定された手数料である。

▼計量法に関係する血圧計の型式承認及び検定手数料

計量法により、アネロイド型血圧計は産総研で型式承認を得ることが必要となる。型式承認を得るには、前に述べたように当該製品を3台提出し、その現物で試験を受ける。そして、その製品を市場に流通するときには、所管する都道府県の計量検定所に持込んで全数検定を受ける。また、検定のため修理業の許可を取得するには、その作業を実施する施設に基準器となる基準液柱型圧力計（水銀式）を設置しなければならない。基準液柱型圧力計の更新は4年に1回で、この基準器は血圧計の圧力を較正するときに使う。ただし、修理業の許可を取得しても、自主検査で新品又は中古の製品を較正して市場に流通させることはできない。流通させるには計量検定所に全数持込んで検定を受けなければならない。表7はそれらの諸々の手数料である。

表6　製販業・製造業・修理業の手数料（都道府県）

	業態	手数料
新規	第二種製造販売業	128,500円
更新		112,800円
新規	包装等区分製造業	46,500円
更新		23,600円
新規	修理業	75,200円
更新		49,500円

8　血圧計のダブル規制に対する提言

以下に、この章のまとめとして提言を加える。

a　わが国の薬事法では、血圧計の性能・安全性等の審査にJIS T 1115:2005を使用しているが、欧米ではANSI/AAMI/IEC 80601-2-30:2009やClinical Evaluation ANSI/AAMI/ISO 81060-2のような完成度を上げた規格を作っている。わが国も国際的整合性を考慮して、この規格を採用することを提言したい。国際的に規格の共通化ができれば、輸入企業や輸出企業は、承認や認証等の手続きが簡単になると思う。

b　医療機器メーカー等は薬事法に基づいて自主的に品質管理するように義務付けられているので、計量法の規制は外して、企業の自主性に任せるべきである。血圧計は薬事法で性能・安全性が担保される。計量法で同じ規制をするのは無意味である。

表7　計量法における手数料

	承認・検定・更新	手数料
書類審査／現物試験	産業総合技術研究所 型式承認審査	284,000円
全数検定（量産製品出荷前に）	都道府県の計量検定所	190円／台
修理業に使う基準器の更新	産業総合技術研究所 水銀柱基準器検定（1回／4年毎）	170,000円

第4章 薬事工業生産動態統計から見た日本の医療機器市場

宇佐美光司

1 はじめに

我が国の医療機器市場は、輸入品が多く、益々その傾向が高まっていると言われているが、薬事工業生産動態統計からその実態を探ってみる。

2 薬事工業生産動態統計とは

▼統計法と薬事工業生産動態統計調査規則

薬事工業生産動態統計は、統計法（平成19年法律第53号）第2条第4項に規定する「基幹統計」として、我が国における医薬品、医薬部外品及び医療機器に関する毎月の国内生産、輸入及び輸出の実態（数量及び金額）を明らかにする目的で実施され、公表されている。公表の方法は、月報及び年報として印刷物として刊行されるとともに厚生労働省のホームページにも掲載される。

調査の目的、調査の範囲、調査事項その他の事項については薬事工業生産動態統計調査規則（昭和27年厚生労働省令第10号）に規定され、さらに調査票の記入方法、報告の方法等の詳細については調査票記入要領（医政局経済課通知）に示されている。

医療機器の製造販売業者、製造業者は、毎月末に当該月の生産、輸入、輸出金額及び数量並びに国内出荷、輸出金額及び数量を一般名称分類（ＪＭＤＮ）ごとに所定の様式に記載し提出しなければならない。

▼統計法（平成19年法律第53号）の目的と定義

（目的）

第一条　この法律は、公的統計が国民にとって合理的な意思決定を行うための基盤となる重要な情報であることを鑑み、公的統計の作成及び提供に関し基本となる事項を定めることにより、公的統計の体系的かつ効率的な整備及びその有用性の確保を図り、もって国民経済の健全な発展及び国民生活の向上に寄与することを目的とする。

（定義）

第2条

4　この法律において「基幹統計」とは、次の各号のいずれかに該当する統計をいう。

一　第5条第1項に規定する国勢統計

二　第6条第1項に規定する国民経済計算

三　行政機関が作成し、又は作成すべき統計であって、次のいずれかに該当するものとして総務大臣が指定するもの

イ　全国的な政策を企画立案し、又はこれを実施する上において特に重要な統計

ロ　民間における意思決定又は研究活動のために広く利用されると見込まれる統計

ハ　国際条約又は国際機関が作成する計画において作成が求められ

ている統計その他国際比較を行う上において特に重要な統計

▼薬事工業生産動態統計調査規則（昭和27年厚生省令第10号）

（省令の趣旨）
第１条　統計法第２条第４項に規定する基幹統計である薬事工業生産動態統計を作成するための調査の施行に関してはこの省令に定めるところによる。

（調査の目的）
第２条　生産動態統計調査は、医薬品、医薬部外品、医療機器及び再生医療等製品に関する生産の実態等を明らかにすることを目的とする。

（定義）
第３条　この省令で「医薬品」とは、医薬品、医療機器等の品質、有効性及び安全性を確保等に関する法律（医薬品医療機器等法という。）
……〈以下省略〉
２　この省令で「医薬部外品」とは、……〈以下省略〉
３　この省令で「医療機器」とは、医薬品医療機器等法第２条第４項に規定する医療機器（専ら動物のために使用されることが目的とされている物を除く。）をいう。

4　この省令で「再生医療等製品」とは、……〈以下省略〉

▼薬事工業生産動態統計における医療機器の範囲

薬事工業生産動態統計調査の対象となる医療機器は、調査規則第3条第3項に定義されているとおり、医薬品医療機器等法第2条第4項で定義し、同施行令第1条（医療機器の範囲）別表第1で具体的に規定する医療機器である。平成27年度の調査からは、法改正時に追加された医療用プログラム及びプログラムを記録した医療機器プログラムが対象に加わることになる。

一方、諸外国において医療機器の範囲に含まれることもある、医療機関で大量に使用される患者ベッド、院内を動き回っているストレッチャー、多くの医療機関に設備されている医療ガス供給システム（パイピングシステム）など医療用設備関連機器や診断・治療等支援・管理システム、その他介護・福祉関連機器等は、薬事工業生産動態統計には含まれない。

▼薬事工業生産動態統計における医療機器の分類体系

製造販売業者等から提出されたデータは、都道府県・国によって大分類・中分類・小分類ごとに金額及び数量が集計され、薬事工業生産動態統計の月報及び年報として公表される。

この場合の医療機器に関する統計の分類体系は、平成7年に改正された薬事法の施行の際に発出された薬務局長通知（薬発第１００８号）『医療用具の一般的名称と分類（通称：赤本）』の分類体系に従っている。

現行の医療機器の大分類体系と代表的な医療機器を表1に示す。

3　医療機器生産動態の動向

厚生労働省のホームページに掲載されている統計から取得できる直近19年間（１９９５～２０１３年）の医療機器の国内生産・輸入・輸出の合計金額を表2及び図1で示す。

表1　医療機器大分類と代表的品目

大分類コード	大分類名	代表的品目
02	画像診断システム	診断用X線装置、X線CT装置、診断用核医学装置、超音波画像診断装置、磁気共鳴画像診断装置（MRI）
04	画像診断用X線関連装置・用具	診断用X線関連装置、X線フィルム、X線防護用品・装置
06	生体現象計測・監視システム	体温計、血圧計、心電計、脳波計、呼吸機能検査装置、生体現象監視装置（モニタ）、内視鏡
08	医用検体検査機器	臨床化学検査機器、血液検査機器、尿検査機器、微生物検査機器、病理検査機器、検体前処理装置
10	処置用機器	注射器・針、チューブ・カテーテル、医薬品注入器、結紮・縫合用器具、整形外科用手術材料
12	施設用機器	吸入器、吸引器、医療用洗浄器、滅菌・消毒器、手術台、無影照明灯
14	生体機能補助・代行機器	人工心臓弁、心臓ペースメーカ、人工血管、眼内レンズ、透析装置、人工心肺装置、人工呼吸器、麻酔器、保育器
16	治療用又は手術用機器	放射線治療装置、理学療法用機器、医療用レーザ機器、電気手術器、結石破砕装置
18	歯科用機器	歯科ユニット、ハンドピース、切削用器具、歯科技工用器械
20	歯科材料	歯科用金属、歯冠材料、歯科合着・充填剤、歯科用印象材、歯科用ワックス・研磨剤
22	鋼製器具	メス、はさみ、ピンセット、鉗子、鉤、拡張・開創器、電動式手術器械、エア式手術器械、骨接合器械
24	眼科用品及び関連製品	視力補正用眼鏡レンズ、コンタクトレンズ、検眼用器械
26	衛生材料及び衛生用品	不織布ガーゼ、手術用手袋
28	家庭用医療機器	家庭用マッサージ器、家庭用電気・光線治療器、検眼用器械

表2　医療機器生産・輸入・輸出金金額及び伸長率　　金額単位：億円

		生産		輸入		輸出	
		金額	伸長率	金額	伸長率	金額	伸長率
1995年	H7	13,365	100.0	5,887	100.0	2,688	100.0
1996年	H8	14,561	108.9	7,093	120.5	2,993	111.3
1997年	H9	15,140	113.3	7,507	127.5	3,275	121.8
1998年	H10	15,074	112.8	8,345	141.8	3,273	121.8
1999年	H11	14,879	111.3	8,343	141.7	3,650	135.8
2000年	H12	14,862	111.2	8,211	139.5	3,631	135.1
2001年	H13	15,169	113.5	8,362	142.0	3,974	147.8
2002年	H14	15,035	112.5	8,400	142.7	3,768	140.2
2003年	H15	14,989	112.2	8,836	150.1	4,203	156.4
2004年	H16	15,343	114.8	9,553	162.2	4,301	160.0
2005年	H17	15,724	117.7	10,120	171.0	4,739	176.3
2006年	H18	16,883	126.0	10,979	186.5	5,275	196.2
2007年	H19	16,844	126.0	10,220	173.6	5,750	213.9
2008年	H20	16,923	126.6	10,907	185.3	5,591	298.0
2009年	H21	15,761	117.9	10,749	182.6	4,751	176.7
2010年	H22	17,134	128.2	10,554	179.3	4,533	168.6
2011年	H23	18,084	135.3	10,583	179.8	4,808	178.9
2012年	H24	18,952	141.8	11,883	201.9	4,900	182.3
2013年	H25	19,055	142.6	13,008	221.0	5,305	197.0

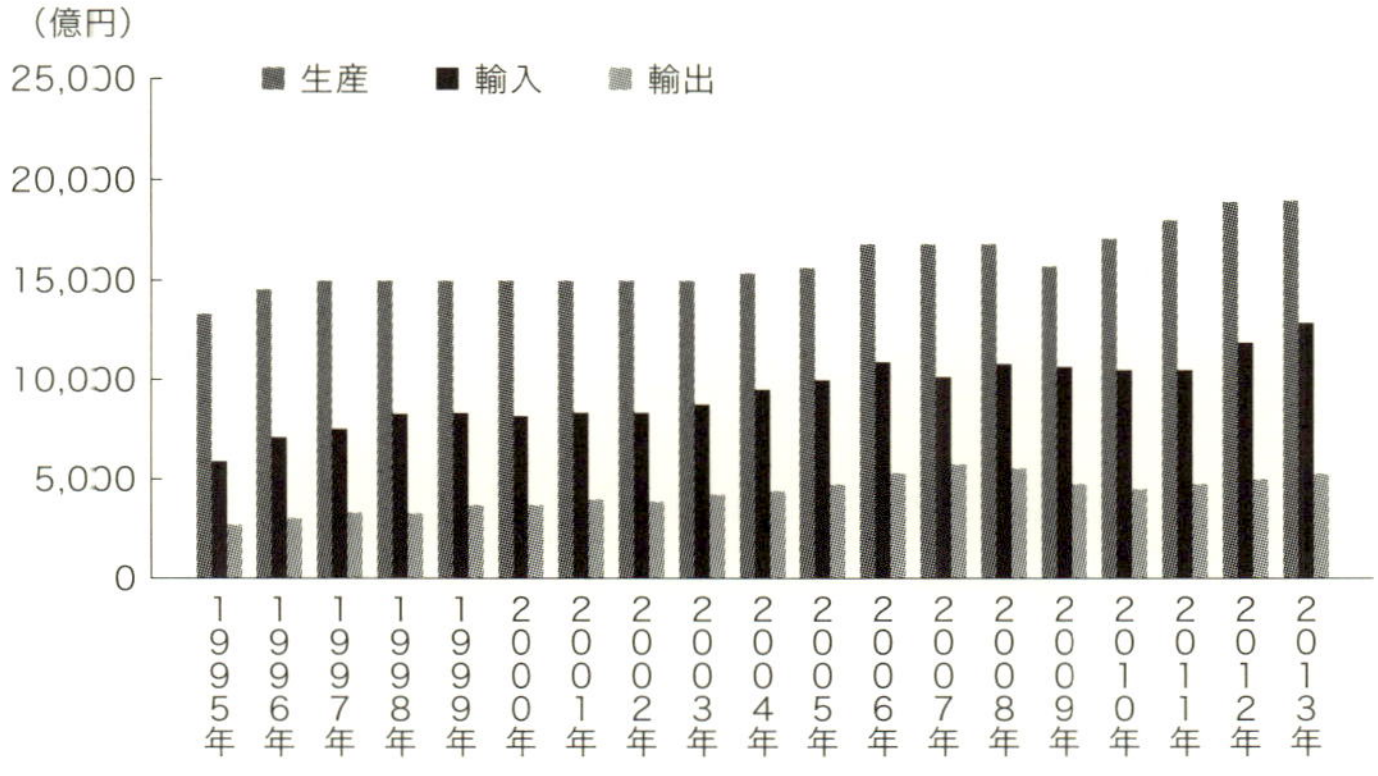

図1　医療機器の生産・輸入・輸出金額推移

19年間の生産・輸入・輸出の動向はいずれも右肩上がりであった。その伸長の度合いを図2に示した。

この間の伸長率は、生産142・6%、輸入221・0%、輸出197・4%であり、統計の表面に現れている金額を見ると輸入伸長が大きいことが明らかである。

2013年（平成25年）の医療機器・大分類における生産・輸入・輸出金額及び輸入比率を表3に示す。

また、品目ごとにみて国内生産・輸入・輸出比率が高いものを抽出し、国内生産比率が高い品目を表4に、輸入比率が高い品目を

金額単位：百万円

			出荷			
	輸入		国内		輸出	
	金額	比率（%）	金額	比率（%）	金額	比率（%）
	125,113	30.0	291,270	70.0	136,686	30.0
	13,683	19.0	58,315	81.0	35,011	19.0
	76,409	24.6	277,192	83.8	53,444	16.2
	21,394	12.7	61,551	36.5	106,942	63.5
	301,674	38.4	689,662	87.7	96,346	12.3
	18,082	29.2	40,611	90.2	4,385	9.8
	326,595	54.9	544,535	91.0	53,893	9.0
	96,728	65.8	41,423	96.2	5,698	3.8
	16,283	23.9	46,642	70.3	19,687	29.7
	31,724	24.5	144,135	94.9	7,681	5.1
	33,806	68.4	44,708	90.4	4,750	9.6
	184,357	75.1	237,777	99.0	2,302	1.0
	12,886	73.7	18,413	100.0	—	0.0
	43,082	34.2	122,129	96.9	3970	3.1
	1,300,816	40.6	2,716,251	84.7	490,067	15.3

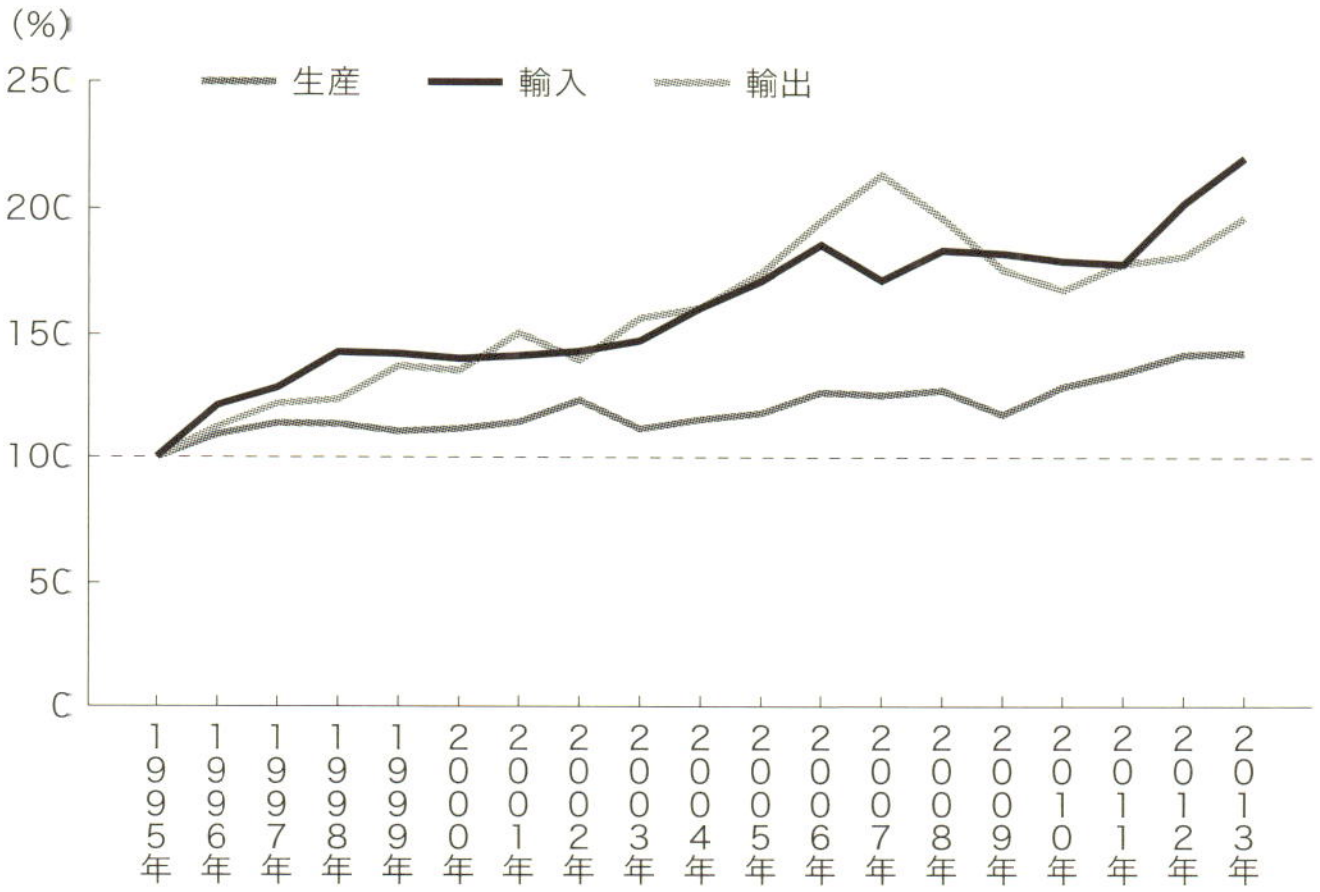

図2　医療機器の生産・輸入・輸出伸長率

表3　医療機器大分類別
製造（国内・輸比率）、出荷（国内・輸出）金額及び比率（2013年）

大分類名		合計金額	製造・輸入		
			国内		
			金額	比率(%)	
02	画像診断システム	416,383	291,270	70.0	
04	画像診断用X線関連装置及び用具	71,998	58,315	81.0	
06	生体現象計測・監視システム	330,636	254,227	75.4	
08	医用検体検査機器	168,493	147,099	87.3	
10	処置用機器	786,008	484,334	61.6	
12	施設用機器	44,996	26,914	70.8	
14	生体機能補助・代行機器	598,428	261,833	45.1	
16	治療用又は手術用機器	147,111	51,383	34.2	
18	歯科用機器	66,389	50,107	76.1	
20	歯科材料	151,816	120,092	75.5	
22	鋼製器具	49,458	15,652	31.6	
24	眼科用品及び関連製品	240,079	55,722	24.9	
26	衛生材料及び衛生用品	18,413	5,527	26.3	
28	家庭用医療機器	126,099	83,017	65.8	
	合計	3,206,308	1,905,492	59.4	

表4　国産比率が高い医療機器の例（2013年）　　金額単位：百万円

分類コード	品目	合計	国内	輸入	国産率(%)
020200	診断用X線装置	70,897	54,476	16,420	77.0
020600	医用X線CT装置	99,275	76,203	23,071	76.8
021000	超音波画像診断装置	87,446	60,025	27,420	68.6
021200	磁気共鳴画像診断装置	62,657	32,165	30,492	51.3
040200	診断用X線関連装置	10,519	9,537	981	90.7
040600	X線撮影用品（フィルム等）	53,376	41,495	11,880	77.7
060402	心電計及び関連機器	119,22	9,436	2,485	79.4
060600	生体現象監視用機器(モニタ類)	16,083	13,529	2,554	84.1
061000	医用内視鏡	199,313	178,369	20,944	89.5
080200	臨床化学検査装置	104,320	95,175	9,144	91.2
080400	血液検査機器	34,678	32,415	3,262	93.5
080800	医用検体前処理装置	11,693	11,009	683	94.2
100200	注射器及び穿刺器具	96,566	71,737	23,828	74.3
160602	採血・輸液用器具	93,903	89,180	4,723	95.0
100606	医薬品注入器（輸液ポンプ等）	38,990	30,058	8,923	77.1
120802	医科用手術台及び診療台	11,843	10,503	1340	88.7
120806	滅菌器及び消毒器	10,302	10,503	1559	84.9
140402	人工透析装置	25,428	25,428	—	100.0
140404	透析器	75,775	72,791	2983	96.1
140406	人工心肺装置	20,234	17,868	2,366	88.3
140410	血液浄化器	21,571	21,571	—	100.0
140608	酸素供給装置	29,805	29,453	17,297	92.0
740610	保育器	2,913	2,859	53	98.1
160800	理学療法用器械器具	23,600	15,307	8,293	64.9

表５に、輸出比率が高い品目を表６に示した。

さらに、大分類ごとの輸入先国の上位５ヵ国の金額を表７に、大分類ごとの輸出先国の上位５ヵ国の金額を表８に示した。

これらのデータを見ると、我が国の医療機器の輸入先はアメリカが圧倒的に多く、続いてＥＵ諸国が多いことは勿論であるが、多くの分野で中国の台頭が顕著である。これは純粋な中国製品の他に、日本も含め先進諸国が医療機器の生産拠点として活用していることも反映されているものと推察する。その他、東南アジア諸国からの輸入が多くなっている品目も、日本企業の生産拠点の移転、あるいは委託製造等によるものであることが推察される。

金額単位：百万円

分類コード	品目	合計	国内	輸入	輸入率(%)
140206	人工血管	28,927	4,799	24,127	83.4
140210	ステント	70,039	20,676	43,363	61.9
140212	人工関節、人工骨及び関連機器	149,969	27,492	122,476	81.7
140214	眼内レンズ	29,708	4,072	25,636	86.3
140414	血液回路	18,792	1,495	17,297	92.0
140602	人工呼吸器	23,328	2,325	21,002	90.0
140604	麻酔器及び関連機器	5,081	1,061	4,019	79.1
061200	除細動器及び関連機器	11,042	3,634	7,408	67.1
160200	放射線同位元素治療装置及び治療用密封線源	4,554	31	4,522	99.2
160400	治療用粒子加速装置	32,618	14,292	18,326	56.2
161000	レーザー治療器及び手術用機器	14,125	5,462	8,663	61.3
161202	電気手術器	13,657	2,510	11,146	81.6
161208	超音波手術器	17,566	7,762	9,803	54.7
161212	手術用顕微鏡	13,710	4,108	9,602	70.0
220000	鋼製器具	49,457	15,651	33,805	68.4
240404	手術用手袋及び指サック	11,468	998	10,469	91.1
240800	コンタクトレンズ	205,441	39,905	165,536	80.6
280200	家庭用マッサージ・治療用機器及び装置	27,904	9,704	18,199	65.2

表５　輸入比率が高い医療機の例（2013年）

分類コード	品目	合計	国内	輸入	輸入率（%）
020800	診断用核医学装置及び関連装置	10,391	1,476	8,920	85.8
021200	磁気共鳴画像診断装置	62,657	32,165	30,492	48.7
060204	血圧計	22,214	6,171	16,042	72.2
060210	心拍出力計	2,774	25	2,747	99.0
100404	滅菌済み呼吸器用チューブ・カテーテル	20,184	3,732	16,451	81.5
100406	滅菌済み泌尿器用チューブ・カテーテル	20,953	1,798	19,155	91.4
100408	滅菌済み血管用チューブ・カテーテル	237,016	165,036	71,979	30.4
100410	滅菌済み留置注入・排液等チューブ・カテーテル	12,956	2,357	10,599	81.8
100604	輸液用器具	40,569	22,480	18,089	44.6
100802	吸収性縫合糸	17,178	1,297	15,881	92.5
100804	非吸収性縫合糸	10,552	4,324	6,228	59.0
100812	縫合器及び自動縫合器	4,464	528	3,936	88.1
101002	創傷被覆・保護材	4,052	728	3,324	82.0
120804	医療用照明器	11,693	1,364	10,328	88.3
140202	人工心臓弁及び関連機器	18,706	2	18,704	99.9
140204	心臓ペースメーカ及び関連機器	15,069	91	14,977	99.4

表６　輸出比率が高い医療機器の例（2013年）

金額単位：百万円

分類コード	品目	合計	国内	輸出	輸出率（%）
020600	医用Ｘ線ＣＴ装置	99,275	58,084	41,231	41.5
021000	超音波画像診断装置	87,446	55,307	32,841	38.7
040600	Ｘ線撮影用品（フィルム等）	53,376	23,452	31,278	58.6
080200	臨床化学検査装置	104,320	34,465	69,704	66.8
080400	血液検査機器	34,678	9,859	25,098	72.4
080800	医用検体前処理装置	11,693	4,821	7,040	60.2
140404	透析器	75,775	45,692	30,925	40.8

金額単位：百万円

		3位		4位		5位	
	金額	国名	金額	国名	金額	国名	金額
	38,421	中国	10,084	フィンランド	1,998	フランス	1,451
	922	メキシコ	669	ドイツ	154	フランス	103
	23,172	ドイツ	9,579	ドミニカ	3,428	英国	1,518
	3,280	ドイツ	1,782	アイルランド	1,122	デンマーク	1,027
	28,407	オランダ	16,683	タイ	9,683	英国	9,181
	2,433	中国	1,010	オランダ	244	ドミニカ	229
	40,030	オランダ	28,146	スイス	24,612	ドイツ	22,447
	11,837	英国	6,716	中国	2,439	スェーデン	2,340
	2,717	スイス	1,558	スェーデン	741	フィンランド	548
	6,455	スェーデン	6,307	スイス	4,488	ドイツ	2,702
	2,912	スイス	2,861	アイルランド	1,241	オランダ	1,007
	20,481	プエルトリコ	18,370	シンガポール	15,667	台湾	11,056
	2,991	タイ	2,221	アメリカ	562	台湾	413
	7,440	スイス	4,282	シンガポール	4,064	マレーシア	2,419

金額単位：百万円

		3位		4位		5位	
	金額	国名	金額	国名	金額	国名	金額
	26,740	中国	17,806	ドイツ	5,598	韓国	3,587
	3,843	インド	3,230	アメリカ	2,832	ブラジル	2,033
	7,609	中国	4,858	ドイツ	3,609	シンガポール	2,276
	13,817	中国	11,446	台湾	4,773	イタリア	1,513
	8,133	ベルギー	6,922	ドイツ	3,208	タイ	1,875
	238	中国	194	韓国	164	ロシア	138
	5,404	アメリカ	5,052	ドイツ	1,702	台湾	1,623
	1,082	ベルギー	886	中国	381	シンガポール	208
	2,740	スイス	1,435	中国	1,434	ロシア	950
	1,641	韓国	877	ロシア	538	イタリア	363
	746	ロシア	358	中国	223	ブラジル	150
	96	中国	92	フランス	82	イギリス	48
	—	—	—	—	—	—	—
	737	韓国	281	台湾	252	イギリス	201

表7　医療機器大分類別・主要国別輸入金額（2013年）

大分類名		輸入金額	1位		2位
			国名	金額	国名
02	画像診断システム	125,112	アメリカ	71,677	ドイツ
04	画像診断用X線関連装置及び用具	13,683	アメリカ	11,567	中国
06	生体現象計測・監視システム	76,409	アメリカ	32,290	中国
08	医用検体検査機器	21,394	アメリカ	12,759	英国
10	処置用機器	391,674	アメリカ	194,667	中国
12	施設用機器	18,082	アメリカ	13,221	ドイツ
14	生体機能補助・代行機器	326,594	アメリカ	155,793	アイルランド
16	治療用又は手術用機器	95,727	アメリカ	67,271	ドイツ
18	歯科用機器	16,283	ドイツ	9,112	アメリカ
20	歯科材料	31,724	アメリカ	7,895	アイルランド
22	鋼製器具	33,805	アメリカ	20,053	ドイツ
24	眼科用品及び関連製品	184,356	アイルランド	86,032	アメリカ
26	衛生材料及び衛生用品	12,886	マレーシア	6,344	中国
28	家庭用医療機器	43,081	中国	21,675	デンマーク
	総計	1,300,816			

表8　医療機器大分類別・主要国別輸出金額（2013年）

大分類名		輸出金額	1位		2位
			国名	金額	国名
02	画像診断システム	136,385	アメリカ	31,318	オランダ
04	画像診断用X線関連装置及び用具	35,011	中国	8,014	オランダ
06	生体現象計測・監視システム	53,444	アメリカ	10,818	オランダ
08	医用検体検査機器	106,941	ドイツ	40,984	アメリカ
10	処置用機器	96,346	アメリカ	23,145	中国
12	施設用機器	4,385	アメリカ	3,249	オランダ
14	生体機能補助・代行機器	53,893	中国	10,657	ベルギー
16	治療用又は手術用機器	5,697	ドイツ	1,152	アメリカ
18	歯科用機器	19,686	アメリカ	6,998	ドイツ
20	歯科材料	7,681	ドイツ	1,783	アメリカ
22	鋼製器具	4,750	ドイツ	1,564	アメリカ
24	眼科用品及び関連製品	2,302	アメリカ	135	シンガポール
26	衛生材料及び衛生用品	—	—	—	—
28	家庭用医療機器	3,969	アメリカ	1,326	香港
	総計	530,495			

4　生産動態統計の見方・留意点

調査票記入要領（平成26年1月）では、「国産医療機器」及び「輸入医療機器」を以下のように定義している。

国産医療機器　その1　国産医療機器（その1）とは、国内で製造された医療機器のうちその主要部品に輸入品を使用していないものをいう。

その2　国産医療機器（その2）とは、国内で製造された医療機器のうち国産医療機器（その1）に該当しないものをいう。

輸入医療機器　輸入医療機器とは、完成品として輸入された医療機器をいう。

従って、以下のような医療機器は、「国産医療機器（その2）」として集計されている。

① 主要構成品を輸入し、日本国内の医療機器製造所で組立て、試験検査、表示・包装をして最終製品となった医療機器は、外国企業ブランドの製品であっても国産医療機器として集計されている。

② 医療材料をバルクで輸入し、日本国内の医療機器製造所で単品として表示・包装、最終滅菌をして最終製品となった医療機器は、外国企業ブランド製品であっても国産医療機器として集計されている。

医療機器の製造販売業者又は製造業者は、集計に当たって国産医療機器（その１）と国産医療機器（その２）を区分して報告しているが、生産動態統計にあってはこれを区分せず、双方を合計した生産金額及び生産数量で公表されている。従って、明らかに外国企業の製品でありながら輸入品として扱われていない医療機器が相当数あるものと思われる。

また、このようにして生産された日本製の外国ブランド医療機器が、日本から海外諸国へ出荷されることもあり、これらは生産動態統計では輸出金額増の一部に寄与しているものと推察される。

一方、輸入医療機器の全てが外国企業の製品ばかりではなく、日本企業が自らの外国製造所で製造し完成品として輸入したもの、及び外国の製造業者に委託製造して完成品として輸入したものも含まれている。また、日本へ輸入せずに製造先から海外市場へ販売されるものが相当数あると思われるが、これらは薬事工業生産動態統計には反映されていない。

　これらのことを模式化したのが、図3である。

5　おわりに

　薬事工業生産動態統計から得られるデータ及び統計方法等も含めて日本の医療機器市場について述べたが、国際的に医療機器産業の吸収合併、ベンチャー企業の出現、国が掲げる医療機器産業の振興策、法改正に基づく医療機器製造業の登録制度への移行等の環境の変化に伴い我が国の医療機器産業がどのように変化して行くか継続して注目したい。

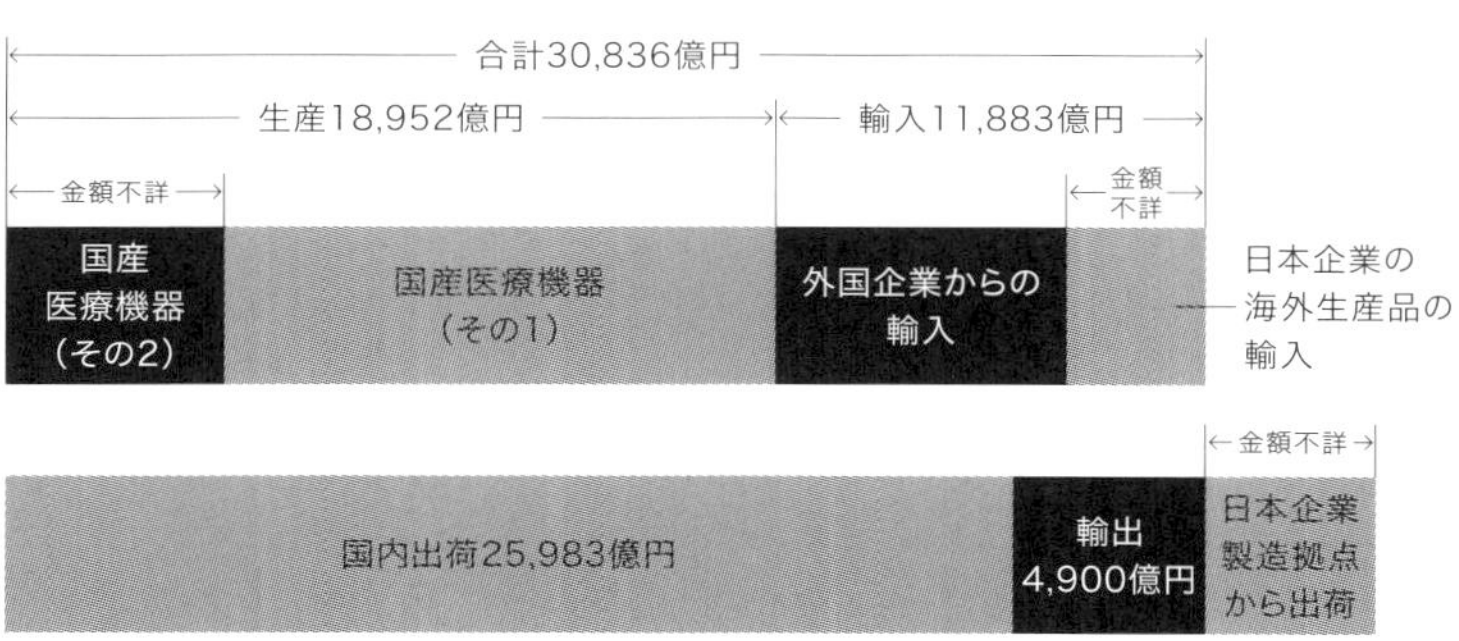

図3　薬事工業生産動態統計の見方（2012年の金額）

第5章 医療保険制度と医療機器

新井茂鉄

1 日本の医療保険制度

▼日本の医療制度の特徴

日本の医療制度の主な特徴は、

①国民皆保険制度：原則全国民は全員公的医療保険に加入
②フリーアクセス：自分が希望する医療機関を自由に選択可能
③診療報酬出来高払い：医療機関で行われた検査や治療の費用は出来高で算定――である。

私たちは病気になると、各自が所有している保険証を持って（国民皆保険制度）、自由に行きたい医療機関（病院や診療所等）を選択し、治療が受けられる（フリーアクセス）。診察を行う医療機関では、病気の診断や治療に必要な処置等を行い、実施した処置、手術等を項目ごとに合算して費用を算定する（出来高払い）。患者は病院の窓口で、医薬品及び自己負担分の一部負担金（通常の場合は算定額の３割）を支払い帰宅するという流れになる（図1）。

▼国民医療費

国民が1年間に支払う医療費（国民医療費）は毎年増加しており、１９９０年から２０００年までの10年間で約10兆円増加、２０００年から２０１０年までの10年間で約7兆円増加し、平均すると毎年ほぼ1兆円強の割合で増加していることになる。２０１３年度の国民医療費は41・８兆円であった（図2）。

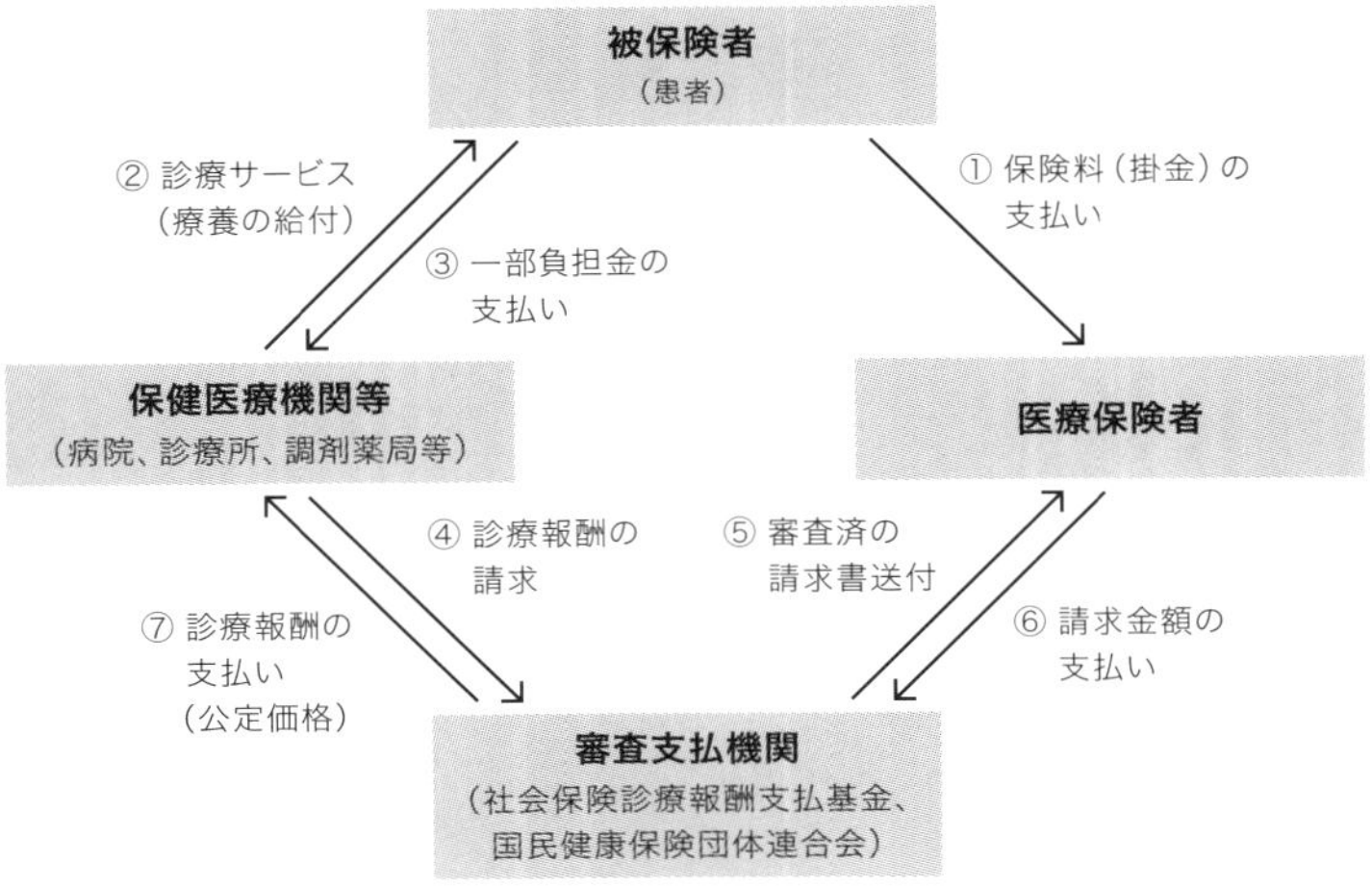

図1　保険診察の概念

国民医療費増加の要因は、例えば、２００９年と２０１０年を比較してみると、人口の高齢化（約０・５兆円増）と新しい医療技術、新薬、新医療機器の導入等による医療技術の高度化（約０・８兆円増）が挙げられる。このような人口の高齢化や新技術の導入などによる増加分は自然増と呼ばれる。また、２年に一度の診療報酬改定時には、プラス改定という政策的要因による増加が上積みされる構造となっている。

２０１３年度の国民医療費約42兆円のお金の出所は、

＊公費（税金）：約38・1％

（国庫負担：約25・9％）

＊保険料負担：約48・5％

＊患者負担：約13・4％

□国民医療費は、一貫して増加

□1990年度から2000年度までの10年間で約10兆円の増加（20.6兆円→30.1兆円）

□更に、2000年度から2010年度までの10年間でも約7兆円もの増加（30.1兆円→37.4兆円）

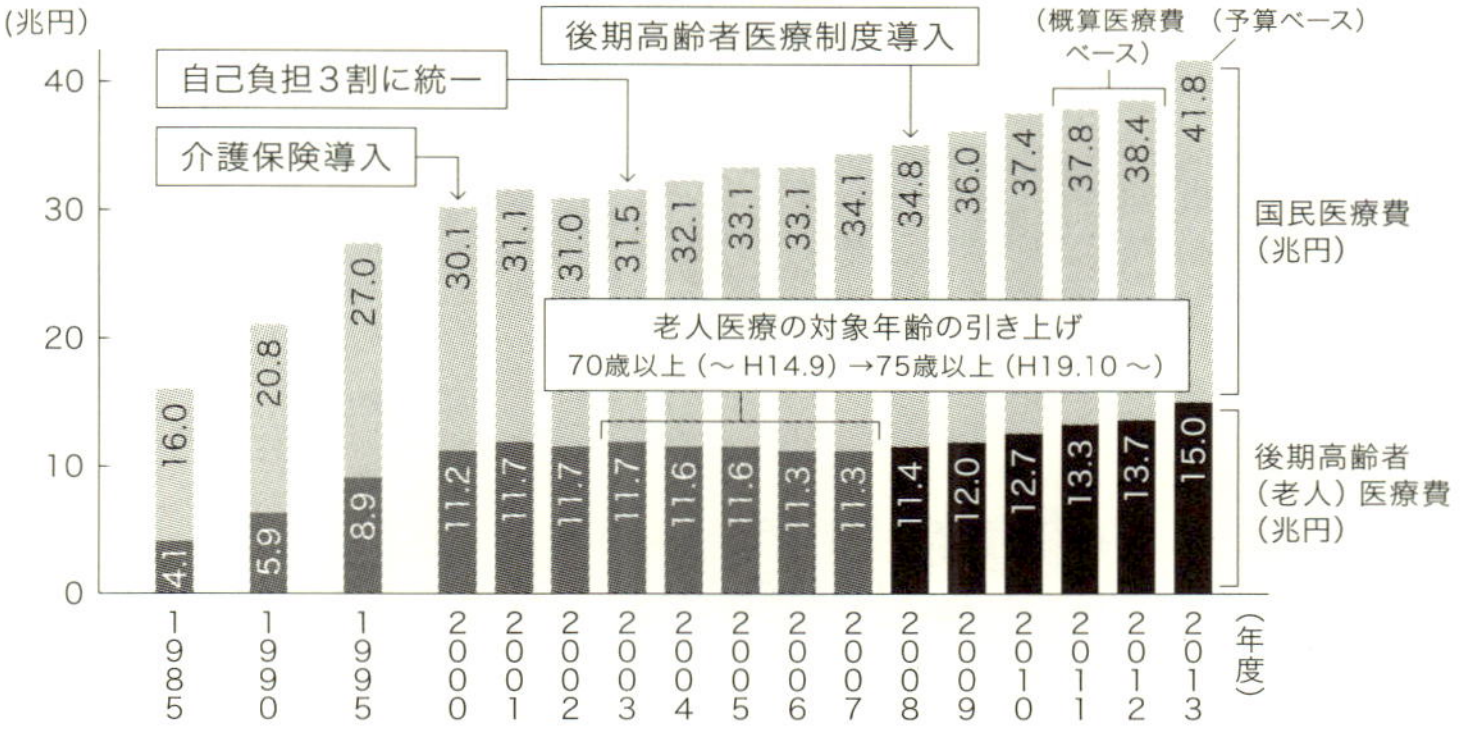

（医療報酬改定率）+2.0%　▲2.7%　▲1.0%　▲3.16%　▲0.82%　0.19%　0.00%

（注）医療費の数値は、2010年度までは国民医療費、2011年度及び2012年度は概算医療費（審査支払機関で審査した医療費）であり、医療保険と公費負担医療の合計である。また、2013年度は、予算ベースの数値である。

図2　医療費の動向

であった（図3）。2014年度予算要求における医療費の自然増は、国費ベースで約＋3500億円とされており、医療費ベースでは約＋1兆3500億円（＋3・2％）に相当する（内訳は、保険料約＋6500億円、患者負担約＋1800億円、税金約＋5100億円）。自然増も企業・家計の負担増要因であり、診療報酬の改定以前に自然増についても考える必要があるだろう。

国民医療費の費用構造（支払先）は、

＊医師等の人件費：約47・7％
＊医薬品：約22・1％
＊医療材料等：約6・0％（2兆円）
＊委託費・光熱費等：約24・2％

となっており、人件費等が5割弱を占めている（図3）。この点、今後の医療費政策を考

□医療費の財団内訳をみると、保険料が48.5%、13.4%が患者の自己負担、38.1%が公費負担により賄われている。
□費用構造を見ると、国民医療費の約半分を医師等の人件費、約2割を医薬品が占めている。

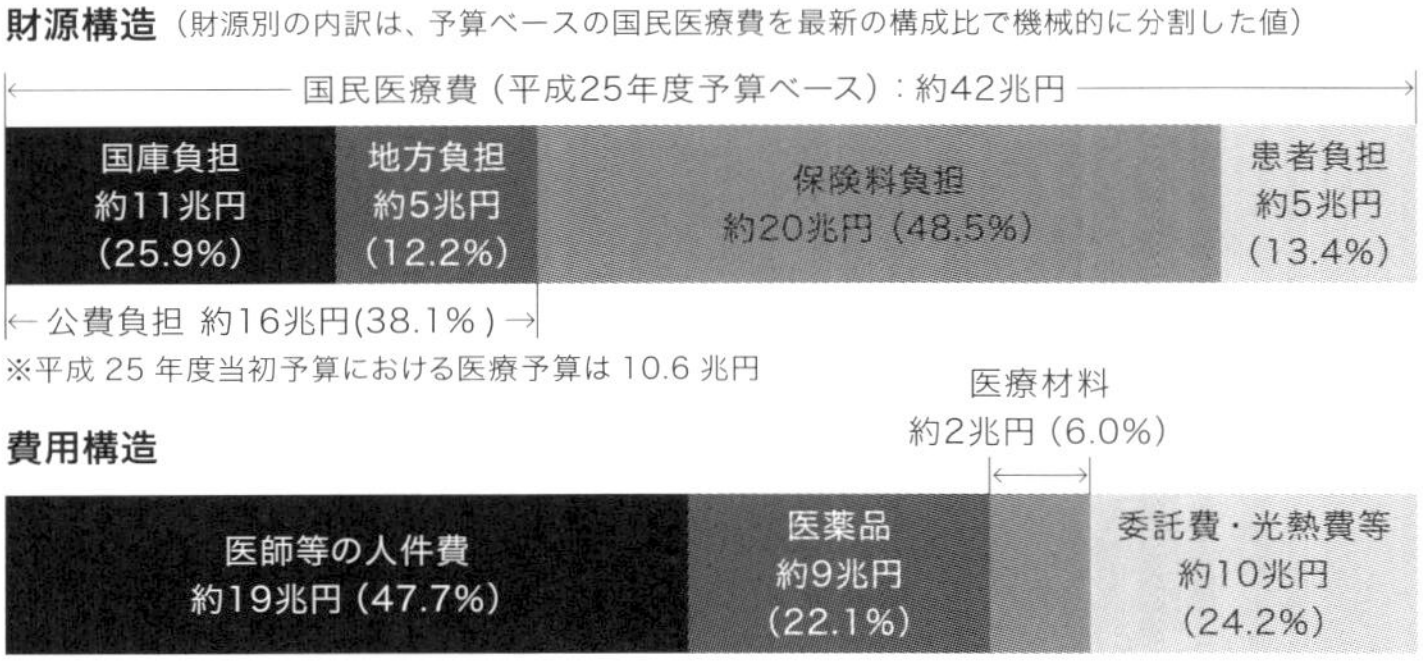

診療機関別

病院：約19兆円（50.4%）、一般診療所：約8兆円（22.4%）、歯科診療所：約3兆円（7.0%）、薬剤調剤：約6兆円（16.4%）。（平成22年度国民医療費（37.4兆円）ベース）

図3　国民医療費の内訳

えていく重要な要因であると思う。

▼診療報酬

診療報酬とは、我々が病院や診療所で診断・治療を受けたときに支払う費用のことであり、医師の技術料の他に医療機関・薬局の医業収入及び治療等に使用される医療機器の費用の総和である。診療報酬の額は、官報に告示される診療報酬点数表に示される。ただし、その金額は円ではなく、点数で示され、1点10円である。原則2年に一度改定される。

保険医療機関は、診療内容に基づき、診療報酬明細書（実施した診療、検査、処置等を合算した出来高制度）を作成し、費用を公的保険機関に請求する。患者は、診療報酬により計算された費用の一部（原則３割）を医療機関で支払う。２００６年４月から保険医療機関が無償で交付することが義務付けられた「医療費の内容の分かる領収証」の内容を確認することにより、その保険医療機関で受けた治療内容を知ることができるようになった。

診療報酬改定では、薬価、材料価格のマイナス改定により捻出した財源を用いて、診療報酬本体を引き上げる手法が一般的になっている。診療報酬を1％引き上げると、医療機関の収入は増えるが、約４２００億円の患者負担増（患者負担、自己負担、税金）となる。

平成26年4月に診療報酬改定が行われ、初診料、入院料、検査料、手術料を中心とした診療報酬本体の改定率（本体改定率）はプラス改定となったが、同時に改定された薬価と材料価格はマイナス改定となり、全体としての改定率（ネット改定率）はマイナスになった。しかし、このときの改定では、消費税が５％から８％に増額されることに対応して補填が行われた。消費税上乗せ分を除いた通常の改定率は、診療報酬本体がプラス０・１％、薬価・材料価格がマイナス１・３６％、全体でマイナス１・２６％であったが、消費税引き上げへの対応分を入れると、診療報酬本体がプラス０・３％、薬価・材料価格がプラス０・７３％、全体でプラス１・３６％のプラス改定となる。数字だけみる

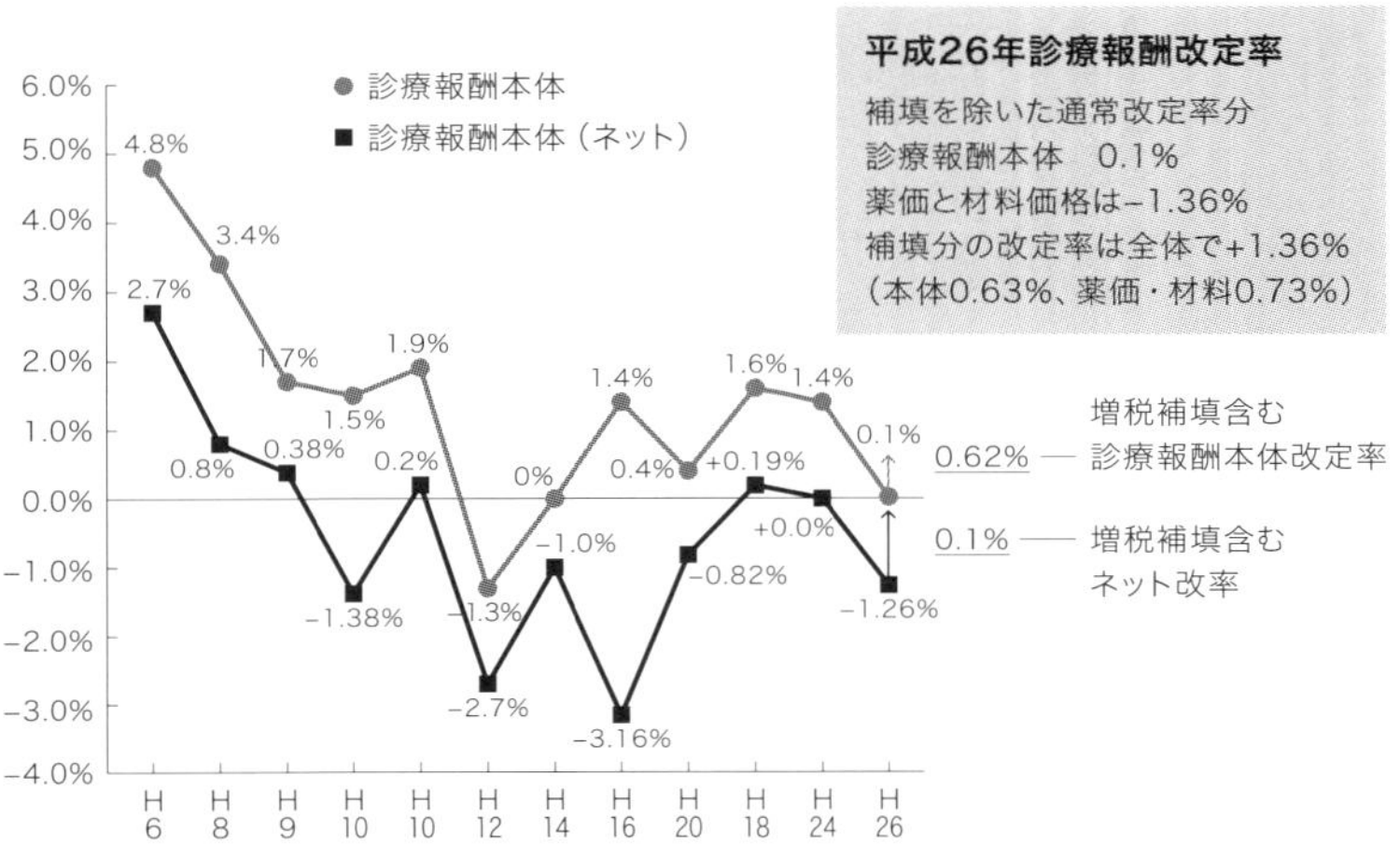

図4　診察報酬改定率の推移

と、薬価・材料価格のマイナス改定分を消費税対応分に充てた格好である（図４）。

2　特定保険医療材料の材料価格基準制度

▼材料価格基準制度

医療機器を保険診療に使用できるようにするためには、医療機器の薬事承認取得後に保険適用申請を行う必要がある。薬事承認に約1年、保険適用に約半年かかるので、医療機器を保険診療に使用できるまでには最低でも1年半以上かかることになる。新しい医療機器を開発しても病院等で使用できるまでに最低でも1年半かかるようでは問題ではないか。

保険医療機関で保険診療に使用される医療機器は医療材料と呼ばれ、その費用の評価は①技術料に平均的に包括されて算定されるもの、②特定の技術料が算定できるもの、③技術料とは別に材料費が算定できるもの、④技術料に加算される

保険医療材料の評価の原則（平成5年中医協建議より）

1. 技術料の加算として評価すべき保険医療材料
   - ① 使用される技術が限られるもの：例）超音波凝固切開装置
   - ② 医療機関からの貸し出しの形態をとるもの：例）在宅の酸素ボンベ
2. 特定の技術料に一体として包括して評価すべき保険医療材料
   技術と一体化している技術材料：例）腹腔鏡のポート、脳波計
3. 技術料に平均的に包括して評価すべき保険医療材料
   廉価な材料：例）静脈採決の注射針、チューブ
4. （1.から3.以外で）価格設定すべき保険医療材料
   - ① 関連技術料と比較して相対的に高いもの：例）人工心臓弁
   - ② 市場規模の大きいもの：例）PTCAカテーテル、ペースメーカー

図5　特定保険医療材料の範囲

もの――に分けられる（図５）。医薬品の場合は製品ごとに保険適用における公定価格（薬価基準）が定められているが、医療機器の場合は製品ごとにではなく、類似製品をまとめた機能別分類ごとに保険適用における公定価格（技術料包括、材料価格として）が定められている。機能別分類は、その製品の使用目的、製品特徴、機能、材質等により細かく定義され、平成26年4月1日における区分数は７９１ある。

このような医療機器（医療材料）のうち、「保険医療機関及び保険薬局における医療材料の支給に要する平均的な費用の額が、診療報酬とは別に定められている医療材料」を特定保険医療材料という。「平均的な費用の額」とは、市場実勢価格（医療機関が購入している価格）の調査に基づき決められる公定価格である「材料価格基準」のことである。特定保険医療材料の価格は、まず区分の定義を定め、各区分に属する製品リストを作成し、同一区分にある各製品の市場実勢価格を調査し、その結果に基づき加重平均値を算出して決定する（図６）。同一区分内には価格の異

概要

1. 材料価格基準は、医療保険から保険医療機関や保険薬局（保険医療機関等）に支払われる際の特定保険医療材料の価格を定めたもの
2. 特定保険医療材料の構造、使用目的、医療上の効能及び効果等からみて類似していると認められるものを一郡として機能区分を定めその機能区分ごとの基準材料価格を厚生労働省が告示する
3. 材料価格基準で定められた価格は、医療機関又は薬局の実際の購入価格（材料価格調査結果）に基づき定期的に改定

図6　特定保険医療材料制度

なる製品が含まれ、加重平均値を算出すると一般的に区分内の高い製品価格よりも低い製品価格の方に材料価格が設定される。

保険診療で使用された材料の費用は、医療機関が購入した価格ではなく、材料価格に基づいて保険から支払われる。例えば、ある特定保険医療材料の材料価格が１００円であって、病院が代理店等から80円で購入したとすると、病院が保険から受け取るのは、実際の購入価格80円ではなく材料価格基準で設定された１００円である。この場合、病院は20円の差益を得るが、逆に病院の購入価格が例えば１２０円であっても、やはり１００円しか支払われないので、その差額は病院負担になる。

このため医療機関側は、類似の機能であれば販売価格の安い製品を購入したり、値引き交渉をしたりして安く買おうとする傾向になる。特定保険医療材料の価格改定では市場実勢価格を基に算定されるので、このように安い製品が多く売れれば、２年に一度の診療報酬改定と一緒に行われる材料価格基準の改定では価格が下がることになる。特定保険医療材料の価格制度は、同一区分内での価格競争が起きやすい制度である。言い換えれば、機能別分類ごとに材料価格基準を設定する現在の制度は、価格を引き下げていくためのすばらしい制度である。

▼医療機器に合った材料価格基準制度を

平成26年4月、診療報酬改定時の際に実施された特定保険医療材料の市場実勢価格調査（平成25年5月〜9月取引分）によると、購入価格と材料価格の乖離率は約8・9％であった。また、特定保険医療材料の価格制度では、外国の価格と比較して一定の乖離がある場合強制的に引き下げる再算定制度もあり、これらの結果から、4月からの材料価格基準は、消費税対応分を除くと0・14％（900億円）の引き下げ改定となった。

自社製品は品質が良いので高い価格を維持したいと思っても、同一区分に属する他社製品が安売りすれば価格改定のときに基準価格が下落する。このように現在の特定保険医療材料制度は、自社の戦略に基づく価格を維持できない仕組みになっている。医療機器産業を発展させるためには、医薬品と同じように個々の製品（銘柄）ごとに基準価格を定める必要があると考える。

新医療機器を開発し、薬事上の承認・認証を取得すれば市場に流通させることは可能であり、使ってもらうことも可能である。しかし、そのままでは保険診療には使用することができず、使用した場合は保険診療でなく自由診療となり、関連する治療費等の費用はすべて患者負担ということになる。医療機器を保険診療で使用してもらうためには、薬事承認取得後に保険適用申請を行う必要がある（図7）。

保険適用申請をした場合の価格設定は、既存の製品と比較して改良箇所を評価し、評価基準に従い加算していく類似機能区分比較方式が基本となる。比較する類似機能区分がない場合のみ例外的に原価計算方式で基準価格を算定する。新しい機能区分に

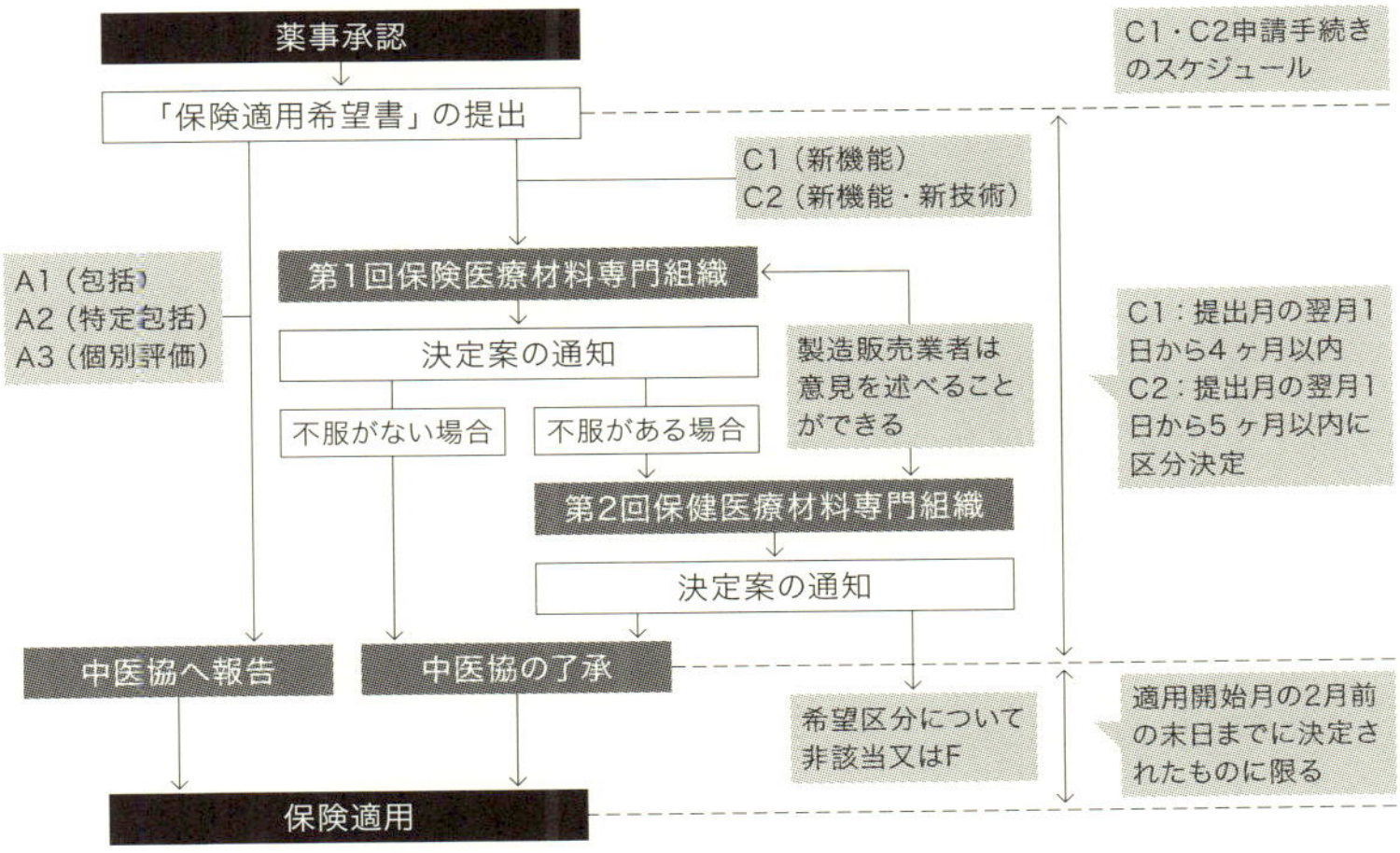

【保険適用時期】
A1（包括）：希望書提出後20日を経過した日
A2（特定包括）・B（個別評価）：各月10月までに提出されたものは翌月1日
C1（新機能）・C2（新機能・新技術）：1年に4回（1月、4月、7月、10月）

図7　新規医療材料の区分決定の流れ

おける価格設定に際しても、外国の価格に比較して1・5倍を超えないよう制限が設けられている。

新規機能区分の価格設定においては類似機能区分比較方式が基本となるため、保険適用申請した新医療機器の価格設定の際に比較対象とされた類似機能区分の基準価格が高い場合はその製品にとって有利になるが、低い場合は不利になる。開発等にかかった費用に見合うだけの価格は設定されないということになる。医療機器は作ったら終わりというものではなく、継続的な改良を絶えまなく行っていく性質のものであり、そのため医療保険上の評価も、次のような形に見直す必要がある。

＊改良が正確に評価されること

＊製品別に価格設定すること

＊新規製品に対する価格設定は開発にかかった費用を正確に反映した原価計算方式とすること

特定保険医療材料制度のもう一つの大きな問題は、新医薬品（先発品）の保護制度のようなものが不十分なことである。例えば、あるメーカーが新医療機器（先発品）を開発し、C1（図7参照）で保険適用申請して新しい機能区分の設定及び新たな材料価格がついても、別のメーカーが同じ機能区分の定義に合致する2番手の類似品を保険適用申請したとすると、既存品（先発品）と同じ保険適用申請手続きとなるため、約1ヵ月後には先発品と同じ機能区分で同じ材料価格基準が適用されることになる。他社の動向を見ながら2番手の類似品を作れば、先発品と同じ価格設定になるのだから、これでは新規製品を開発して新規機能区分設定の努力をする意欲がなくなる。

この問題に関しては、平成26年4月の特定保険医療材料の材料基準価格改定において、画期性加算又は有用性加算（10％以上の補正加算）を受けたきわめて新規性の高い一部の製品については、同一区分内でも後から申請する製品（後発品）とは別価格にするという制度が導入された（図8）。

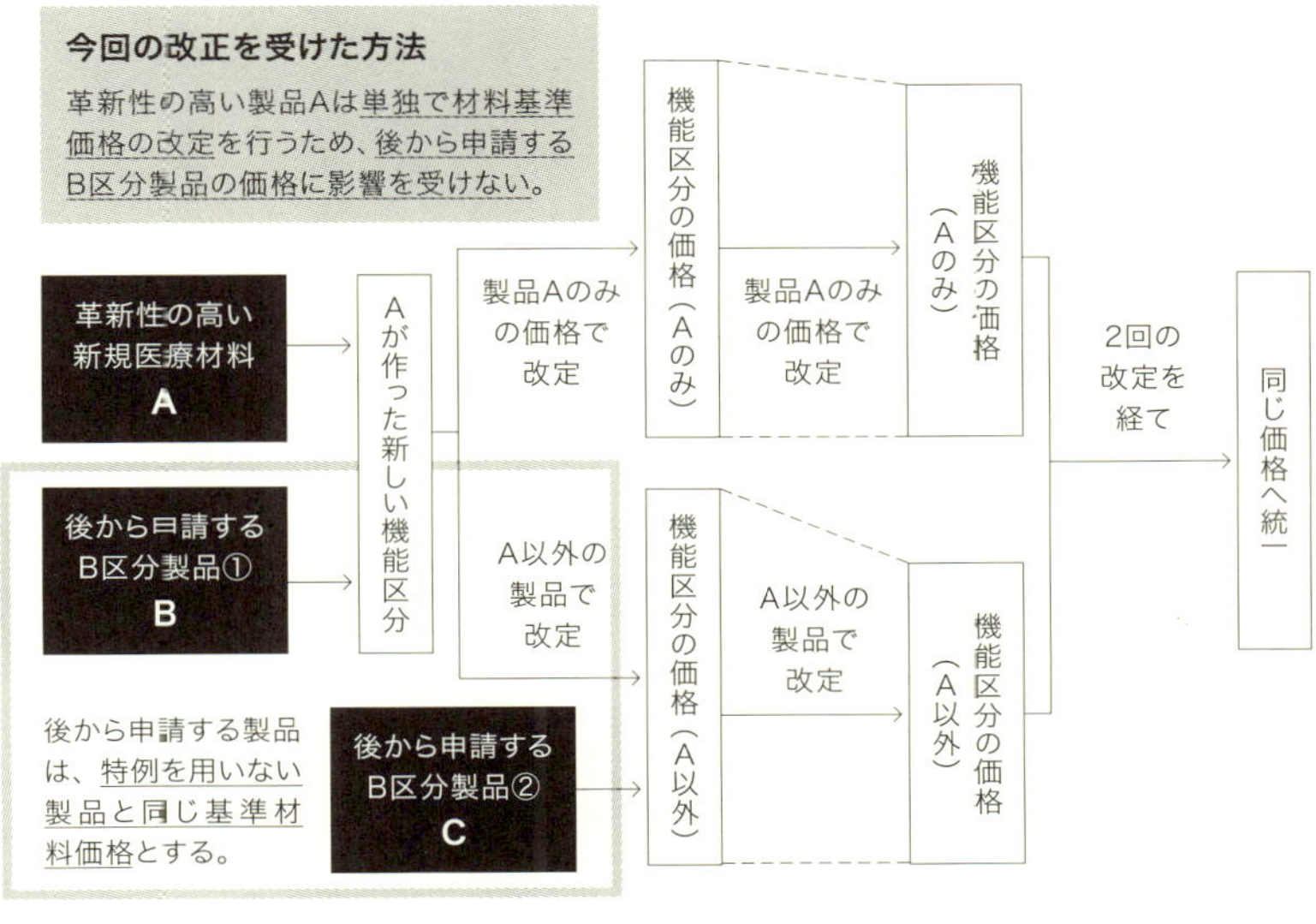

図8　機能区分の特例

これは業界の努力による大きな成果であるが、一部のきわめて新規性の高い製品が対象であり、適用期間が４年間と限定されているため、医療機器産業界にとっては満足できる制度であるとは言えない。

医療機器の開発を促進し、迅速に国民に新しい医療機器を提供するためには、迅速な承認申請及び審査に加えて適切な保険上の評価、例えば、

＊審査と連動した保険適用申請

＊製品別基準価格の設定

＊開発コストを適正に評価する原価計算方式による価格設定

＊医薬品と同程度の先発品保護期間の設定

が必要である。

第6章　医工連携と医療政策

柏野聡彦

1　はじめに

最近の「医工連携」は、かつてない盛り上がりをみせている。全国各地の自治体が医療機器産業で地元経済を活性化させようと医工連携に取り組んでいる。全国各地で元気よく医工連携活動が産声をあげ、まさに「日本全国、花満開」という表現がふさわしいほどの活況ぶりである。

地域の医工連携活動が活性化するなかで、医工連携の成果（事業化）の可能性を高める方法についての検討が進んできた。特に注目されている方法は、医療機器の市場と法規制に関する知識・ノウハウを有する製販企業（いわゆる医療機器メーカー）が、医療機器の開発初期から参画することで、医療機器産業に特異的に存在する市場や法規制のハードルを円滑に越えていく方法である。

2 製販企業がもつ知識・ノウハウの活用

従来の医工連携においては、図1左のように、「医・工・連携」という言葉どおりに「医」の臨床現場と「工」のものづくり企業を直接つなぐことも少なくなかった。臨床現場は、ものづくり企業より「臨床」と「医療機器」の両方について圧倒的に知識をもっていることがほとんどなので、ものづくり企業は、ほぼ臨床現場からの指示どおりに開発を進めることになる。そして多くの場合、試作品ができた頃に、ものづくり企業は製販企業を訪ね、「これを作ってくれませんか？　売ってくれませんか？」と聞くのだが、このときになってはじめて法規制面や機能・構造、コスト面で折り合わず、事業化が困難なことが発覚するのである。このような事例が日本全国で発生していた。

医療機器の市場特性と法規制を十分に踏まえ、事業化を成功させるためには、図1右のように、医療機器の開発初期から製販企業の参画を得ることが考えられる。製販企業は医療機器の市場と法規制に関する実践的な知識をもっており、この点で臨床現場を凌駕することもある。「臨床」のプロフェッショナルと「医療機器」のプロフェッショナルとの間では、医療機器の開発に関して極めて具体的なディスカッションが成立する可能性がある。そしてその先に「製品デザイン」が構築される可能性がある。製品デザインとはいわば「研究開発のゴール」であり、平たく言えば、製販企業が「これだったら売りたい、これだったら作りたい、

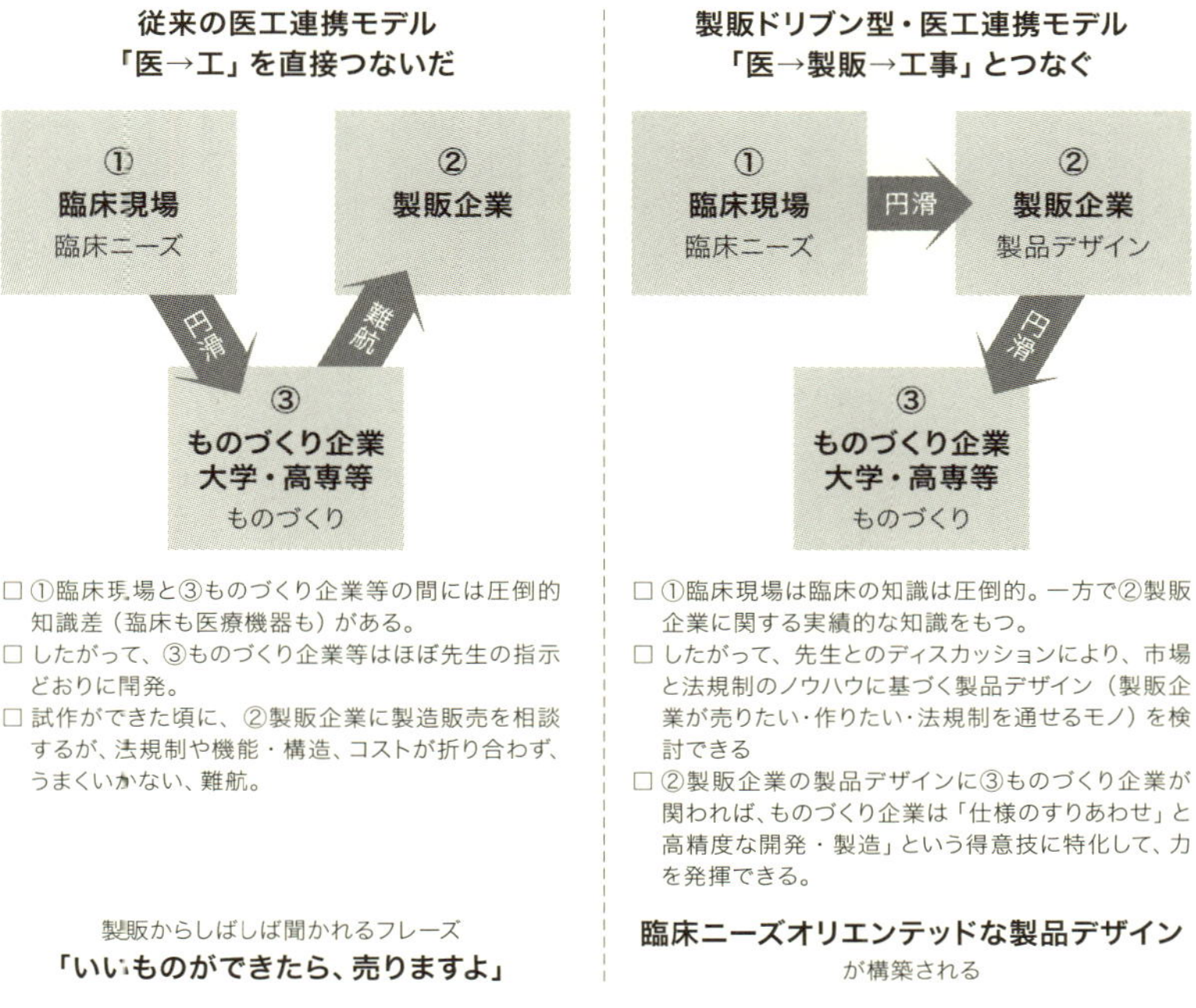
従来の医工連携モデル
「医→工」を直接つないだ
①
臨床現場
臨床ニーズ
②
製販企業
円滑
難航
③
ものづくり企業
大学・高専等
ものづくり
□ ①臨床現場と③ものづくり企業等の間には圧倒的知識差（臨床も医療機器も）がある。
□ したがって、③ものづくり企業等はほぼ先生の指示どおりに開発。
□ 試作ができた頃に、②製販企業に製造販売を相談するが、法規制や機能・構造、コストが折り合わず、うまくいかない、難航。
製販からしばしば聞かれるフレーズ
「いいものができたら、売りますよ」
製販ドリブン型・医工連携モデル
「医→製販→工事」とつなぐ
①
臨床現場
臨床ニーズ
円滑
②
製販企業
製品デザイン
円滑
③
ものづくり企業
大学・高専等
ものづくり
□ ①臨床現場は臨床の知識は圧倒的。一方で②製販企業に関する実績的な知識をもつ。
□ したがって、先生とのディスカッションにより、市場と法規制のノウハウに基づく製品デザイン（製販企業が売りたい・作りたい・法規制を通せるモノ）を検討できる
□ ②製販企業の製品デザインに③ものづくり企業が関われば、ものづくり企業は「仕様のすりあわせ」と高精度な開発・製造」という得意技に特化して、力を発揮できる。
臨床ニーズオリエンテッドな製品デザイン
が構築される

図1　これまでの医工連携、これからの医工連携

これだったら法規制を通せる」と思うもののことである。

製品デザインが決まり、製品デザインの実現に要するソリューション技術を提供するかたちでものづくり企業が参画する。ものづくり企業は自社技術を熟知しているので、自社技術の良さを最大限に引き出す仕様を製販企業とともにつくりあげることができる（自動車産業や家電産業で「仕様のすり合わせ」といわれる工程）。仕様が完成すれば、仕様に従って高精度に研究開発製造、納品を行える。日本全国のものづくり企業が、すでに備えている世界に誇るものづくりの技で関わることができるのである。ものづくり企業が苦手とする医療機器の市場や法規制については、製販企業が分担するのだから、このような体制を構築することができれば、円滑に事業化が進むと期待される。

3　製販ドリブンモデル

2で述べたように、製販企業が研究開発事業化の強力なドライビングフォース（駆動力、推進力）となって進められる医工連携は「製販企業ドリブン型の医工連携モデル（製販ドリブンモデル）」と呼ばれている。

製販ドリブンモデルの基本構造は、図2のとおりである。製販ドリブンモデルは「①臨床現場」から始まる。臨床現場から、医療機器の開発・改良に関する臨床ニーズが創出される。

製販ドリブンモデルは、開発初期から製販企業の参画を得て製販企業が有する市場と法規制対応のノウハウを積極的に活用することで円滑な事業化を達成するモデルである。したがって、臨床現場から創出された臨床ニーズは「②製販企業」に伝えられる。製販企業と臨床現場とのディスカッションが重ねられることで「製品デザイン」が構築される。この製品デザインに基づき、製販企業が強力なドライビングフォースとなって、研究開発が進められ、必要な法規制への対応が行われ、円滑に事業化が達成される。

製品デザインの具現化にあたり、製販企業だけではソリューション技術が不足することは少なくない。このような場合に、「③ものづくり企業・大学」が参画し、ものづくり企業・大学から、製品デザインの具現化に必要なソリューション技術が提供される。

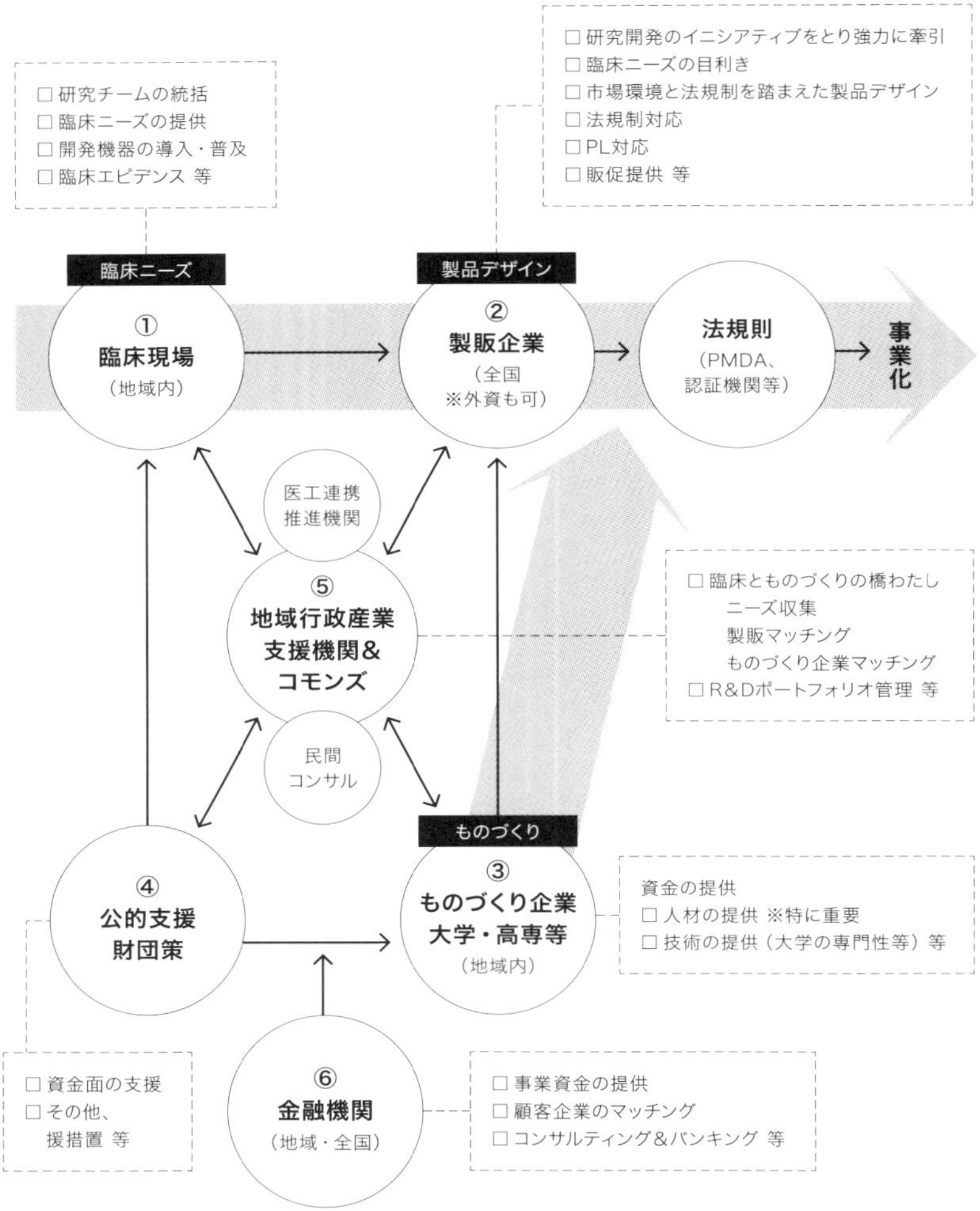

図2　製販企業ドリブン型・医工連携モデルの全体像

昨今の厳しい経済情勢が続くなか、製販企業とものづくり企業の自己資金だけでは、すべての研究開発資金を確保しきれないことも少なくないことから、国や自治体による「④公的支援策」が、積極的かつ適切に活用される。国や自治体においては、わが国の経済情勢や企業経営状況を踏まえ、公的資金をはじめとする公的支援策が拡充されている。

そして、世界的な市場拡大が見込まれる医療機器産業を地元経済につなげるために、「⑤地域行政や産業支援機関」が、地域における製販ドリブンモデルの実践を担うコーディネータとなり、製販ドリブンモデルに基づく医工連携が推進される。地域行政や産業支援機関に加えて、一般社団法人日本医工ものづくりコモンズなどの医工連携推進機関が参画することも考えられる。

4　本郷エリアの製販企業と全国のものづくり企業との連携

▼製販企業の日本最大の集積地「本郷エリア」

製販ドリブンモデルを効率的に実践するために「本郷エリア」が注目

されている。本郷エリアは、東京都文京区本郷・湯島周辺地域であり、ここに製販企業の日本最大の集積地が形成されている。

医工連携活動をおこなう地域にとって、地元ものづくり企業と製販企業との連携を効率的に進めるうえで本郷エリアとの地域間連携は有効である。実際に、青森県、大田区、三重県、宮崎県等の地域によって、本郷エリアの製販企業と地元ものづくり企業との連携が推進されている。

▼本郷展示会

本郷エリアの製販企業と全国のものづくり企業との連携スキームの代表例は「本郷展示会」である。本郷展示会は、青森県を例にあげると、青森県内のものづくり企業が本郷エリアで展示会を開催し、本郷エリアの製販企業を会場に招いてマッチングが行われるイベントである。

製販企業とものづくり企業との共同開発テーマが見つかれば、そのテーマについて、青森県の地域コーディネータにより公的資金の獲得を含めたサポートが行われる。地域コーディネータによる事後のフォローアップを強調している点が本郷展示会の特徴の一つである。青森県は、す

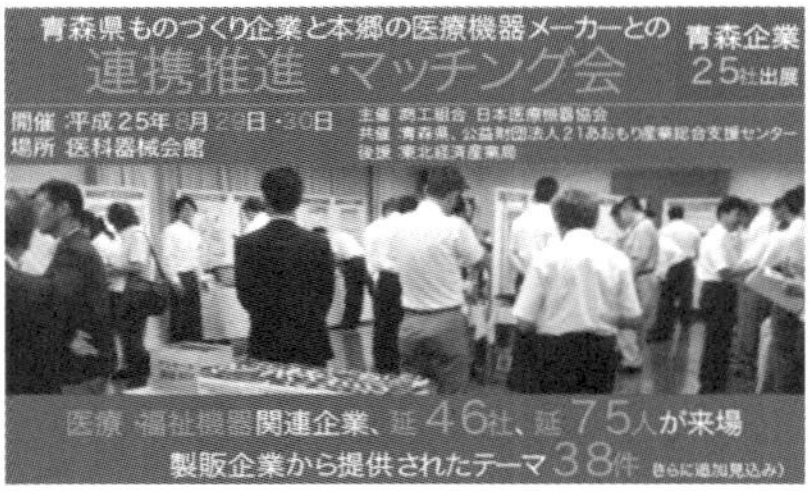
青森県ものづくり企業と本郷の医療機器メーカーとの
連携推進・マッチング会
青森企業
25社出展
場所 医科器械会館
主催 商工組合 日本医療機器協会
共催 青森県、公益財団法人21あおもり産業総合支援センター
後援 東北経済産業局
医療・福祉機器関連企業、延46社、延75人が来場
製販企業から提供されたテーマ38件（さらに追加見込み）

図3　本郷展示会（青森県の例：平成25年度）

でに平成25年度と平成26年度の2回、本郷展示会を開催している。平成25年度の実績では、図3に示すように、製販企業等から延75人の来場があり、製販企業から38件の共同開発テーマが提供された。こうしたテーマをきっかけに、地域コーディネータによるフォローアップが行われた。

本郷展示会は、大田区や三重県、宮崎県でも行われた。本郷エリアの製販企業との連携スキームとしての本郷展示会の理解が全国に広がりつつあり、図4のように、地域医工連携活動の一環として本郷展示会を開催する自治体が少しずつ増えている。

▼本郷商談会／関東経済産業局「医療機器・ものづくり商談会」

本郷エリアの製販企業との連携スキームとして特に重要なものに関東経済産業局による「医療機器・ものづくり商談会」（いわゆる本郷商談会）がある

平成25年	6月14日	大田区（大田区産業振興協会）※会場はP・D
	7月25日・26日	三重県、岐阜県
	8月29日・30日	青森県
	1月13日・14日	宮崎県（宮崎県北部医療関連産業振興等協議会）
平成26年	1月23日・24日	中小企業基盤整備機構　関東支部
	2月17日・18日	長野県（長野県テクノ財団）
	3月12日・13日	横浜市（横浜企経営支援財団）
	5月15日・16日	三重県、岐阜県
	6月　5日・　6日	香川県
	6月19日	大田区（大田区産業振興協会）※会場は医科器械会館
	7月24日	青森県
	8月29日	さいたま市
	9月18日	長野県（長野県テクノ財団）
	11月　7日	群馬県（北関東産官学研究会）※会場は全国家電会館
	11月20日	宮崎県（宮崎県北部医療関連産業振興等協議会）
	12月10日	中国地域（中国地方総合研究センター）
	1月15日	京都府（京都産業21）
	1月29日	文京区・大田区（大田区産業振興協会）※会場はシビックホール

図4　本郷展示会の開催実績およびスケジュール

（図５）。本郷エリアを中心に、製販企業11社から24件の開発テーマ（開発ニーズ）を収集し、それらの開発テーマに適したソリューション技術を有するものづくり企業を全国から募集し、71社の応募があり、計１１５件の商談が行われた。

本郷展示会は、本郷エリアの製販企業とある特定地域のものづくり企業とのマッチングというスキームであるのに対して、この商談会は、本郷エリアの製販企業と全国のものづくり企業とのマッチングというスキームである。製販企業にとっては、探している技術を全国から募ることができるという意味で画期的であった。また、ものづくり企業にとっても、たとえ地元の自治体が本郷展示会などを実施していなくても、本郷エリアの製販企業との連携機会を得られるという意味で画期的であった。

なお、今のところ本郷エリアが中心ではあるものの、全国の製販企業が参加する方向へと事業が拡大してきたことから「本郷商談会」という表現も適切でなくなりつつある。

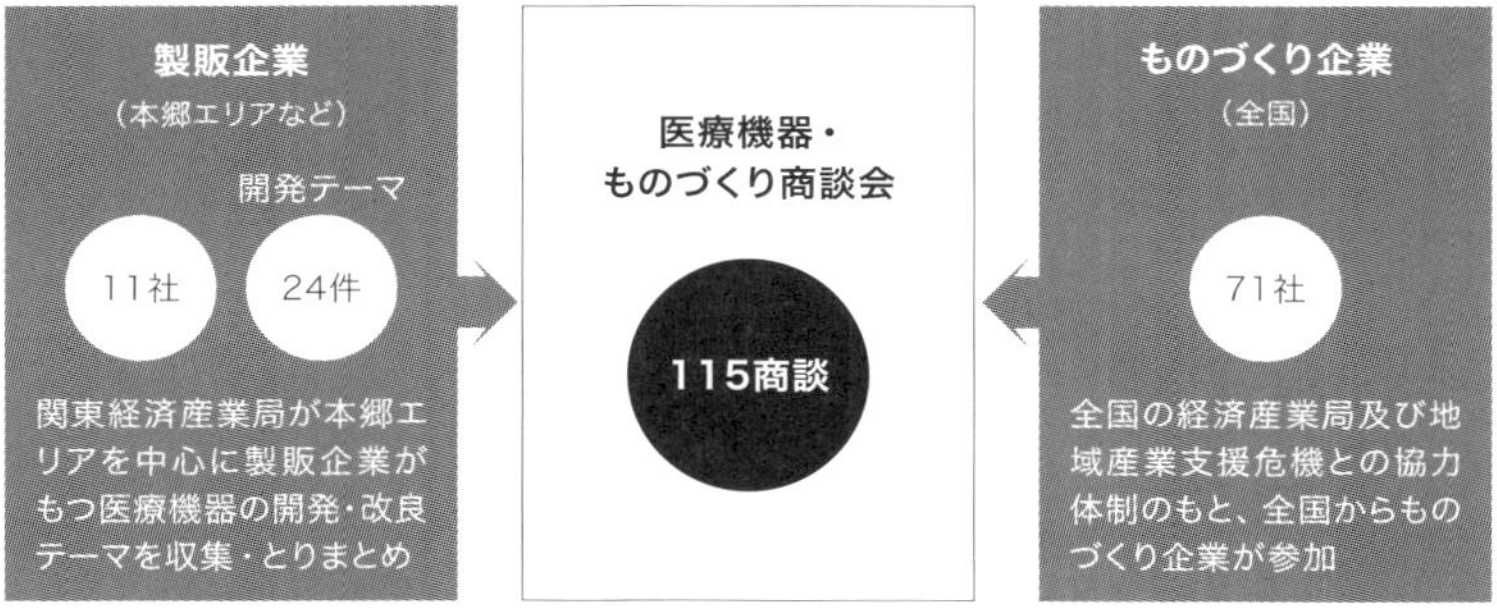
製販企業
（本郷エリアなど）
開発テーマ
11社
24件
関東経済産業局が本郷エリアを中心に製販企業がもつ医療機器の開発・改良テーマを収集・とりまとめ
医療機器・ものづくり商談会
115商談
ものづくり企業
（全国）
71社
全国の経済産業局及び地域産業支援危機との協力体制のもと、全国からものづくり企業が参加

図5　本郷商談会／関東経済産業局「医療機器・ものづくり商談会」（平成25年度）
（出典）関東経済産業局および一般財団法人
バイオインダストリー協会のホームページより作成

▼中小規模の製販企業の活躍

本郷展示会や本郷商談会などのマッチングイベントを通じて、全国の医工連携活動における本郷エリアの製販企業の重要性が明らかになってきた。本郷エリアの製販企業群の最も重要な特徴は、売上10～20億円の中小の製販企業が多いことである。本郷エリアのイベント参加企業のほとんどは中小の製販企業であり、そこで成立するマッチングのほとんども中小の製販企業と中小のものづくり企業の組合せである。本郷エリアで医工連携に活躍しているのは中小の製販企業なのである。本章において、「本郷エリアの製販企業との連携」は、「中小の製販企業との連携」と読み換えられても差し支えない。

中小の製販企業は、全国のものづくり企業、地域行政機関、臨床現場の３者それぞれにとって、きわめて重要な意味がある。

まず、全国のものづくり企業にとって、中小の製販企業は、自社との背丈がぴったり合い、意思決定が早く、速やかに共同開発テーマが成立しやすいことなどから、重要な相手方である。

次に、全国の地域行政機関にとって、中小の製販企業は、公的支援を必要としているがゆえに地域産業政策への協力を見込みやすく、地域医工連携活動の推進上、重要な相手方である。

そして、全国の臨床現場にとって、中小の製販企業は、自らの医療機器開発アイディアを医療機器として製品化するうえで重要な相手方である。ほとんどの医療機器は販売開始後3〜5年は売上が低調になりやすいが、中小の製販企業は大手製販企業に比べて売上に対する許容範囲が驚異的に広く（売上規模が小さいことだけを理由に取り組まれない開発テーマが大手製販企業に比べて少ない）、その分だけ多くの開発テーマが対象になってくる。中小の製販企業と連携することで、多くの臨床現場のアイディアが開発対象になる、ということである。中小だからこそ、売上の規模だけを理由に大手企業で断念されるような臨床ニーズにも対応できる。中小だからこそ、中小のものづくり企業と同じ目線で開発内容が検討できる。中小だからこそ、自治体による地域医工連携活動へのある意味で忠実な協力を見込むことができるのである。

中小の製販企業の活躍に支えられて、全国のものづくり企業が無理なく円滑に、医療機器開発に取り組める状況が実現されている。もはや中小の製販企業は全国の医工連携活動において不可欠な存在となった。こうした中小の製販企業の活躍を加速させ、拡大させていくための環境を整えることがきわめて重要である。

▼日本医療機器協会

全国の自治体による本郷エリアとの連携活動は、商工組合日本医療機器協会の協力のもとに実施されている。同協会は１９１１年（明治44年）に設立され、医療機器分野において日本で最も歴史ある業界団体である。本郷に拠点を構え、会員企業は約３３０社、うち１００社以上が本郷エリアに立地している。理事長を務める今村清氏（株式会社イマムラ代表取締役社長）により「メディカルヒルズ本郷」が提唱され、全国の医工連携活動に対して積極的に貢献する方針が打ち出されている。今村理事長を起点に、副理事長を務める中島孝夫氏（株式会社秋山製作所代表取締役社長）、田中一嘉氏（株式会社田中医科器械製作所代表取締役）を加えたリーダーシップ体制のもと、全国の自治体に対して実質的かつ組織的な貢献活動が行われている。実際、全国の自治体によるマッチングイベントについて、会員企業への事前のイベント案内からイベント当日の参加者の動員に至るまで、じつに手厚く細やかな対応が行われている。

もちろん、単なる協力ということではない。彼ら自身が全国のものづくり技術を求めているのである。かつて日本の優れたものづくり技術は、もっぱら自動車産業や家電産業、半導体産業といった他の産業、あるいは医療機器産業でもごく限られた大手企業のものであり、本郷エリアの多くの企業にとっては手が届かないもの、知らない世界のものであった。その技術を導入するチャンスが到来した。本郷エリアの感度が高い経営層はこの機会を見逃さなかった。ものづくり技術は自社の競争力の源泉である。彼らは自社の競争力を高めるために、全国のものづくり企業との連携を求め、全国の医工連携活動に協力するのである。彼らにとっては、単なる協力ではなく、互いに協力しあえる関係（Ｗｉｎ―Ｗｉｎの関係）を作る活動なのである。彼ら自身のインセンティブに支えられた活動であることから、継続性があり、頑強である。

たしかに本郷エリアは製販企業の国内最大の集積地である。しかし、たとえ自治体が本郷エリアの集積に着目したとしても、これまで本郷エリアとのつながりがなかった自治体にとっては、自治体単独で本郷エリアの製販企業と地元ものづくり企業との連携を進めることは容易ではない。本郷エリアの多数の製販企業に医工連携活動の主旨を伝え、理解を求めるとともに、マッチングイベントへの参加など〝実質的協力〟をとりつけることは、特に遠方の自治体にとっては困難を極める。この難題を解決する糸口の一つを提供する存在が日本医療機器協会なのである。

最近、全国各地の自治体が、本郷エリアとの連携に熱心に取り組んでいる。その理由は、各自治体において成果が実感されているからであり、その背景に日本医療器協会の積極的かつ実質的な協力があるからである。

5　法規制面でのサポートの必要性

本郷エリアの製販企業と全国のものづくり企業との連携をよりいっそう加速させ拡大させるために、最近とくに意識されはじめてきたのが法規制面でのサポートの必要性である。

研究開発については公的資金を活用して経済的負荷を軽減できるようになってきた。しかしながら、開発テーマによっては法規制にかかる各種費用が中小の製販企業を躊躇させる水準の額になることがある。たとえば、法改正後、クラスⅢの後発品（基準なし、臨床試験なし）であれば承認申請費用は約１９０万円である。さらに試験費用や申請代行費用などを加えれば数百万円の上乗せになる。これらの費用は製販企業にとっていわば「先行投資」である。医療機器の売上は販売開始後３〜５年は低調になりやすいこと、世界的な開発競争があるなかで、製販企業とはいえ売上を読み切ることは難しいことなどから、とくに中小規模の製販企業にとってこうした法規制にかかる費用が大きな負担として感じられることがあるのは想像にかたくない。

従前であれば「医療をやる企業なのだから相応の経済力が必要である」などの意見もみられ、中小であっても自己資金で対応することが妥当と考えられてきた。

ところがいまや状況は大きく変わった。全国の医工連携活動に積極的に協力し、実質的に支えているのは中小の製販企業なのである。彼らがいるから、ものづくり企業は無理なく円滑に医療機器に取り組む機会を得ることができ、全国の自治体は円滑に医工連携活動を推進することができている。もはや、彼らは単なる中小の製販企業という存在ではなく、全国の売上と雇用を支えうる重要な存在になったのである。彼らは、彼ら自身の努力によって、それだけのポジションを獲得してきたのである。

このような実情を鑑みれば、彼らが背負う全国からの期待にこたえられるよう、彼らの動きを加速、拡大させられるよう、ごく限られたフェーズで生じる経済的負担を理由に彼らが躊躇することのないよう、法規制面でのサポートを行うことは我が国の産業戦略という大局からみて極めて重要である。

法規制面でのサポートの方向性として、二つ例をあげておきたい。

▼承認申請費用まで対象になる公的資金の整備

一つめの方向性は、研究開発に活用される公的資金に関するものである。研究開発に加えてＰＭＤＡに支払われる承認申請費用までも対象になる補助金が整備されはじめている。最も代表的な補助金をあげるとすれば山口県の「やまぐち産業戦略研究開発等補助金」である。この補助金は、年2000万円×最長5年で上限1億円と、国内最高レベルの補助金額と補助期間を誇る。じつは、この補助金はPMDAに支払われる承認申請費用にも活用することができ、補助対象範囲に関しても国内最高レベルとなっている。このように公的資金の補助対象範囲を承認申請費用にまで広げるという方向性で、法規制面でのサポートをすることが期待される。

山口県の例は研究開発に加えて承認申請費用までも対象になるというものであるが、別の自治体では、もっと大胆に法規制対応に特化して補助を行う補助金も検討されている。法規制対応が必要となるタイミングにあわせて公的資金を活用できる可能性があることから、より製販企業のニーズにあった使いやすい補助金になると考えられる。研究開発の補助期間後に承認申請が行われるケースは少なくない。本稿執筆時点では、この補助金は実現していないが、そのような検討がなされたことは事実である。

▼中小企業に対する法規制対応費用減免措置

もう一つの方向性は、これはある種の夢のような話であるかもしれないし、このようなことができたとすれば真の福音となるものであるが、法規制対応にかかる各種費用について中小企業に対する減免措置が創設されれば画期的である。減免にあたっては、たとえば、公的資金を活用して開発され、かつ、開発に関与した行政機関・産業支援機関が減免申請書を添えるなど、公的性格の強いものだけが対象にされたとしても、きわめて有意義である。少なくとも公的資金を活用して開発された医療機器について、中小規模の製販企業の経済的理由によらず円滑に法規制対応が進められる環境を整備することは、きわめて重要である。

中小企業に対する減免措置の例としては、FDAでは中小企業を対象としたユーザーフィー（申請手数料）の非適用又は減免措置がある。国内では、PMDAによる薬事戦略相談において一定要件（前期利益が計上されていない等）を満たす中小企業に対する相談費用の減額が行われている。また、医療機器に限定したものではないが特許庁による特許料減免制度がある。適正な事業環境を整える観点から、会社の事業規模に応じた相応の負担のあり方が検討されることはごく普通のことである。こうした状況をみると、中小の製販企業において分不相応に大きな負担と感じられている国内の法規制対応にかかる各種費用について、中小企業に対する減免が実現されていないことが、むしろ不思議とさえ思えてくる。

中小企業に対する減免措置を実現するためには予算が必要である。医療機器に関する法規制の運営を担う既存の主体の収益に影響を与えることは避けられるべきである。検討にあたって、まずは減免の対象となる金額が明らかにされる必要がある。現在の法規制対応費用の総額について、医薬品と医療機器それぞれの金額が明らかにされ、医療機器の金額について大手企業による金額と中小企業による金額が明らかにされる。さらに中小企業による金額のうち数として公的資金を使用して開発されたものの金額がある。これらの金額に基づき、減免の対象範囲や規模について、フィージビリティを含めた検討が進められることを期待したい。

▼新しい時代の政策対話へ

このようなかたちで、とくに中小の製販企業をイメージしながら法規制面でのサポート体制が整えられれば、多くの研究開発プロジェクトが、医療機器の研究開発から事業化に至るまで、経済的な理由で躊躇することなく快走するだろう。

中小の製販企業およびその業界団体においては、医療政策との対話のあり方を見直す必要がある。中小の製販企業には、全国の医工連携に貢献してきた素晴らしい実績がある。毎月のように本郷展示会が開催され、全国各地のものづくり企業が本郷の中小の製販企業との連携を求めて集まる事実から、その貢献は明らかである。このことが、中小の製販企業について、社会的に認められた新たな存在意義を形成させている。まずは、自らが新たな存在意義を獲得しているということに気づかなければならない。そして、その存在意義をさらに高める努力をしなければならない。

こうした存在意義を援用することで、日本全国のものづくり企業や地域行政・産業支援機関を味方につけ、中小の製販企業だからこそ、医療政策に求められるものがある。求めなければ、得られない。求めるだけでは、得られない。中小の製販企業とその業界団体は、自らの社会的意義に関する認識をリニューアルして改めて医療政策と対話し、自らに適した競争環境を獲得していくことが重要である。

あとがき

２０１５年になって深刻な混沌が世界を覆っている。シリアにおいて日本人人質が二人も自称〝イスラム国〟によって残忍な方法で殺害された。イスラム国による日本人殺害予告に懸念した日本政府は在外日本人たちの安全確保対策に追われている。海外で日本人だけは安全だという時代は終わってしまったのだ。また、シリア、イラクの内戦で数百万人の難民が寒さの中で非常に厳しい生活を強いられている。ウクライナでは終わりの見えない民族同士の内戦が続いており、既に５０００人以上が戦禍で死亡している。また、ギリシャではＥＣＢ（欧州中央銀行）およびＩＭＦ（国際通貨基金）の厳しい財政再建の要求条件に反発して左翼政権が誕生して、ＥＵ（欧州連合）離脱もちらつかせながら対決姿勢をあらわにしている。これに対してＥＣＢは突然、ギリシャに対する資金供給条件を厳しくすることを発表して、両者の間の歩み寄りは見えない。こうした不安材料を背景にユーロ安が起こっており、経済学者の中にはユーロ圏の先行きに大きな懸念を示している人々もいる。また、著者が本書で紹介したフランスの新進経済学者、トマ・ピケティの著書が翻訳されて（21世紀の資本）、本人の来日とともに大きな話題になっている。彼の主張のポイントは経済成長率を株主資本利益率（ＲＯＥ）が超えれば所得格差は必然的に増大し続けるというものだ。根本的な解決は難しいものの本書の中で述べたように先進国、新興国にかかわらず貧富の格差は広がる一方で、このまま放置すれば世界中で社会不安につながる可能性がある。

日本国内に目を向けると世の中は一見、平和に見えるがアベノミクス第三の矢の方向性は相変わらず見えてこない。景気の改善は一部の人しか感じていない状況だ。本書で著者らが主張しているのは医療機器こそが一番現実的に可能な成長戦略であることで、高い日本の技術を医療機器開発に向ければ世界市場を制覇できるポテンシャルもある。ここ数年の間に医療機器の世界市場は現在の30兆円前後から60兆円を超え、やがては車市場とならぶというかなり説得力のある予測が複数出ているからである。残念ながらこうした予測はだいぶ以前から出ているにもかかわらず、日本の取り組みは遅々として進んでいないように見える。このことを示す典型的な事件が2015年1月に大阪で起こった。不治の心筋症にかかって心臓移植待ちをしていた6歳未満の女児が、旧式の左室補助装置につながれていたために心臓移植が間に合わず、脳血栓で脳死状態となってしまったという事件である。小児用の左室補助装置は米国では既に2011年に承認されているのに、日本では未承認であったために女児はその恩恵を受けられなかった。そして、やむを得ず両親は臓器提供を承諾した……。このことについて著者が読売テレビの取材を受け、これが放映された翌日に、「医療機器、承認前に使いやすく」という記事が朝日新聞の1面と4面に（2月8日）に掲載された。背景の出来事として上記の女児の話が出ていた。厚労省の素早いマスコミ対応という印象が強く残った一件である。昨年、11月25日に医療機器の審査承認を迅速にする趣旨で「医薬品、医療機器等の品質、有効性及び安全性の確保等に関する法律」が施行された。しかし、厚労省や、独立行政法人・医薬品医療機器総合機構の主張とは裏腹に、企業の薬事法担当者たちに聞くと、実際の審査承認状況はあまり変わっていないという答えが返ってきて、現実を正直に反映しているように見える。

２０１５年2月9～11日にかけて東京で第42回集中治療医学会学術集会が開催されたが、ここでも医療機器への関心は高く、「日本の医療器産業に明日はあるのか」という題名でシンポジウムが開催されていた。日本の各所で産官学共同の医療機器開発への試みが紹介されていて心強い印象を受けた。しかし、司会者が〝日本の審査承認制度は改善されていてだいぶ良くなっています〟と発言していたことに現実とのかい離を感じて少し違和感を覚えた。学会の発言力は重いだけに、オピニオンリーダーたちは正確な現状を把握して、意見を発信していただきたいものである。こうしたことを踏まえて、本書が日本の医療機器を取り巻く環境をさらに改善して国民の幸せにつながることを切に願う次第である。

本書の出版には多くの方々の支援を受けた。特に、編集と細やかなアドバイスを多々下さった薬事日報社出版局長の河辺秀一氏、同出版局の江草智子氏、編集委員会のたびに快く場所を提供してくださった、日本医療機器協会理事長・今村清氏、内容に多角的なアドバイスをいただいた株式会社ドゥーリサーチ研究所主任研究員の榎本桂子氏、アコマ医科工業株式会社薬事統括部課長の嶋田英一郎氏には深甚の感謝を表明したい。

平成27年3月吉日

著者代表　大村昭人

著者

大村昭人（おおむら あきと）

帝京大学医学部付属溝口病院院長補佐、帝京大学医学部名誉教授、元帝京大学医学部長、堂医療技術学部長。1967年東京大学医学部卒、73年ワシントン州立大学麻酔科レジデント、76年ユタ州立大学麻酔科講師、78年　同　助教授、1986年帝京大学医学部付属溝口病院教授、96年同副院長、2003年帝京大学医学部長、2007年帝京大学医学部名誉教授

専門医資格：1976年 Diplomate of The American Board of Anesthesiologists（アメリカ麻酔科学会専門医）

所属学会：（社）日本麻酔科学会名誉会員、日本呼吸療法医学会名誉会員、（一般社団法人）日本集中治療医学会功労会員

社会的役割：ISO/TC121（専門委員会121）国内委員会委員長、ISO/TC157国内審議委員会委員長、（公益財団法人）医療機器センター理事、（一般社団法人）日本病院会医業経営・税制委員会委員、3学会合同呼吸療法認定士認定委員会事務局長

賞罰：1）(社)日本医療機器学会　平成23年度著述賞受賞（いのちを守る医療機器、なぜ患者に届かない　日刊工業新聞社、2011年9月）
2）一般社団法人 日本産業・医療ガス協会　功労賞受賞　2013年6月12日
3）経済産業大臣賞受賞　2013年10月3日

著書：『医療立国論、医療立国論Ⅱ、Ⅲ』、『いのちを守る医療機器：なぜ患者に届かない』（日刊工業新聞社）、『麻酔・集中治療管理と長期予後』（真興交易株式会社医書出版部）など。

井上政昭
（いのうえ まさあき）

株式会社
スカイネット
代表取締役

久保田博南
（くぼた ひろなみ）

特定非営利活動法人
医工連携推進機構
理事

山口隆洋
（やまぐち たかひろ）

株式会社
エス・エム・アイ・ジャパン
代表取締役

宇佐美光司
（うさみ こうじ）

サクラグローバル
ホールディング株式会社
特別顧問

新井茂鉄
（あらい しげてつ）

ケイセイ医科工業
株式会社
常務執行役員

柏野聡彦
（かしの としひこ）

一般社団法人
日本医工ものづくりコモンズ
理事

編集協力者

今村清
（いまむら きよし）

株式会社イマムラ
代表取締役、
商工組合
日本医療機器協会
理事長

榎本桂子
（えのもと けいこ）

株式会社
ドゥーリサーチ研究所
主任研究員、
特定非営利活動法人
医工連携推進機構事務局

嶋田英一郎
（しまだ えいいちろう）

アコマ医科工業株式会社
薬事統括部課長

新《しん》医《い》療《りょう》立《りっ》国《こく》論《ろん》

2015年5月31日　第1刷発行

編著者　大村昭人

著者　大村昭人、井上政昭、久保田博南、山口隆洋、宇佐美光司、新井茂鉄、柏野聡彦

発行　株式会社薬事日報社
〒101-8648 東京都千代田区神田和泉町1番地
電話　03-3862-2141（代表）
FAX　03-3866-8408
オンラインショップ　http://yakuji-shop.jp/
ホームページ　http://www.yakuji.co.jp/

DTP・表紙デザイン　株式会社ファントムグラフィックス

印刷・製本　富士リプロ株式会社

ISBN978-4-8408-1301-3　Printed in Japan
落丁・乱丁本はお取り替え致します。